Brigitte Benkert

Das besondere Stillbuch für frühgeborene und kranke Babys

Brigitte Benkert

Das besondere Stillbuch

für frühgeborene und kranke Babys

Empfohlen vom Berufsverband Kinderkrankenpflege Deutschland e. V.

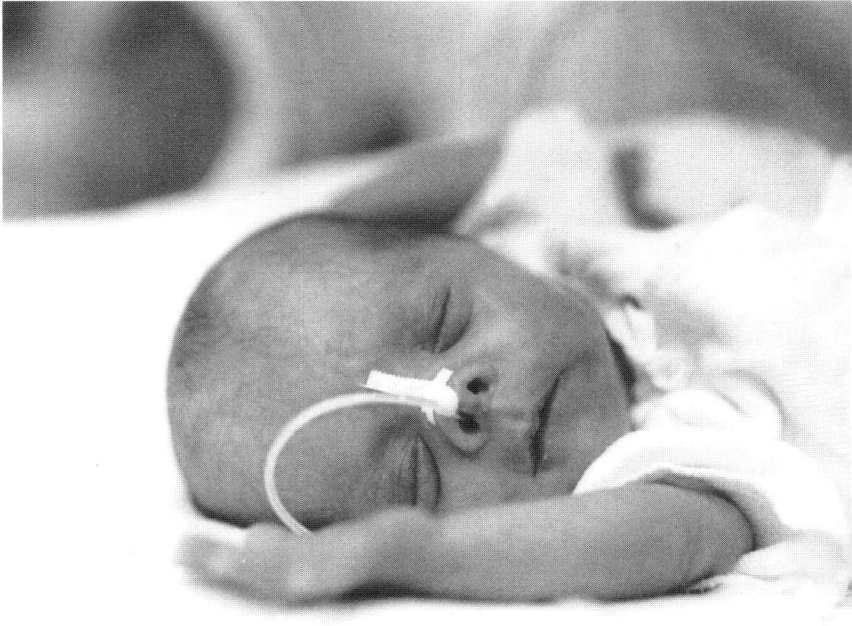

Ravensburger Ratgeber im Urania Verlag

Zu diesem Thema bereits erschienen:
Brigitte Benkert: Das Ravensburger Stillbuch. ISBN 3-332-00829-3
Cornelia König-Becker: Mein Kind von 0 bis 3. ISBN 3-332-01130-8
Heidemarie Löw: Alle Kinder schlafen gern. ISBN 3-332-00714-9
Heidi Velten, Bruno Walter: Harmonische Babymassage. ISBN 3-332-00847-1
Dr. Miriam Stoppard: So fördere ich mein Kind. 3-332-00846-3
Martina Eckert: Wenn wir Eltern werden … ist alles anders. ISBN 3-332-01032-8
Dr. Heike Kovács, Dr. Susanne Linder: Kinderkrankheiten erkennen und behandeln.
ISBN 3-332-00836-6

Die Autorin: Brigitte Benkert, Würzburg, ist Stillberaterin (IBCLC) von internationalem
Ansehen und eine der besten Kennerinnen der neuesten Forschungsergebnisse auf diesem Gebiet. Als Stillberaterin in den Würzburger Kinderkliniken und Mitglied der Nationalen Stillkommission des Bundesgesundheitsministeriums setzt sie sich seit Jahren besonders für die Belange der Kinder ein, denen sie dieses Buch widmet. Als Ravensburger
Ratgeber im Urania Verlag erschien bereits in 2. Auflage ihr „Ravensburger Stillbuch".

Die Deutsche Bibliothek – CIP-Einheitsaufnahme
Ein Titeldatensatz für diese Publikation ist bei Der Deutschen Bibliothek erhältlich.

Die Schreibweise entspricht den Regeln der neuen Rechtschreibung.

www.dornier-verlage.de
www.urania-ravensburger.de

1. Auflage August 2001
© 2001 Urania Verlag Berlin
Der Urania Verlag ist ein Unternehmen der Verlagsgruppe Dornier.

Umschlaggestaltung: Behrend & Buchholz, Hamburg
Titelfoto: Bavaria Bildagentur, Andrea Leiber
Fotos: Ameda: S. 39 2. v. o., 73, 75, 76, 77. Anna mobil: S. 34 o. Arbeitsgemeinschaft Freier
Stillgruppen, Bonn: S. 23, 34 m. und u. Ausbildungszentrum für Laktation und Stillen,
Ottenstein: S. 50. Till Bartels, Hamburg: S. 3, 19, 51, 61, 63, 86, 105. Brigitte Benkert, Würz-
burg: S. 33 m. und u., 35, 47 o., 57, 59, 65, 72, 81. Berufsverband Schweizerischer Still-
beraterinnen, Christa Herzog: S. 47 u. Corpomed: S. 31, 108. Didymos: S. 46. Engel: S. 57.
Noelle Lach, Hanau: S. 91. Lotties: S. 34 m. Medela: S. 38, 39 o. und u., 48, 49, 76, 77.
Ingeborg Plodek, Leimen: S. 9, 98. Bärbel Schwertmann, Allendorf: S. 101, 110. Stillgruppe
Neuss, Michael Hecker: S. 39 2. v. u. Unicef: S. 32, 67, 70.
Redaktion: Dr. Marianne Jabs
Satz: Graphiti GmbH Berlin
Druck: Westermann Druck Zwickau
Printed in Germany

ISBN 3-332-01254-1

Inhalt

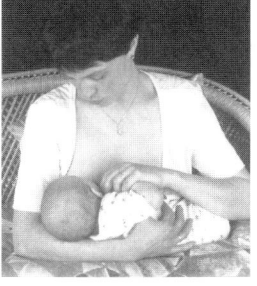

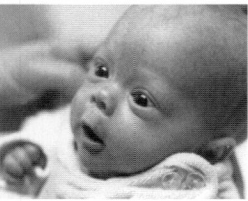

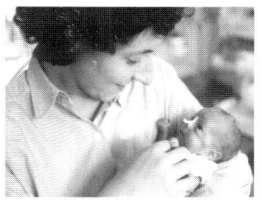

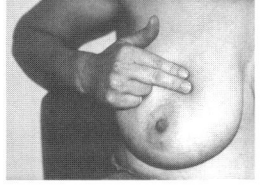

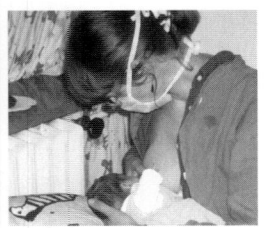

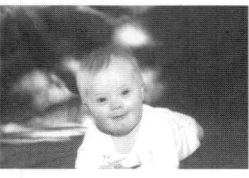

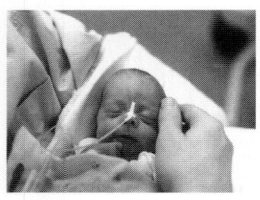

Geleitwort von Sabine Friese-Berg

Dieses Buch füllt eine Lücke!

Es gehört zu meiner Arbeit als Hebamme, die Eltern von früh-geborenen oder kranken Babys zu unterstützen. Viele von ihnen sind verunsichert und haben große Ängste. Anstatt das Baby im Arm zu halten und zu liebkosen, haben sie mit Maschinen, Therapieplänen und Berührungsängsten zu kämpfen. Sie brauchen eine besondere Begleitung, Unterstützung und Information, die sie durch dieses Buch erhalten können.

Die Vorteile des Stillens für frühgeborene und kranke Kinder sind bekannt – und leider auch, dass die Klinik-Routine eine gute Bezie-hung oft verhindert. Ich unterstütze Kliniken auf ihrem Weg zum still-freundlichen Krankenhaus. Durch diese bundesweite Initiative haben sich die Kenntnisse der Krankenschwestern, Kinderkrankenschwes-tern, Hebammen und Ärzte bereits enorm verbessert. Mit aufgeklär-ten, informierten und selbstbewussten Eltern steht eine Wende an.

Sicher brauchen frühgeborene und kranken Babys gut informier-tes Klinikpersonal, aber sie brauchen auch Eltern, die wissen, dass sie nicht überflüssig sind und selbst in dieser schwierigen Zeit den Kontakt aufbauen können. Je mehr die Mutter in die Betreuung ihres Kindes einbezogen wird, umso besser entwickelt sich ihre Beziehung zum Kind, und umso sicherer geht sie mit ihm um. Beides stärkt ihre Chance, auch in eine gute Stillbeziehung zu kommen.

Ich hoffe, dass dieses Buch die Sicherheit bei Eltern und Pflege-personal vermehrt. Ich wünsche ihm, dass es neue Standards in der Pflege und Betreuung von frühgeborenen und kranken Babys setzt.

Konstanz, im Juni 2001

Sabine Friese-Berg
Stillbeauftragte des Landes Baden-Württemberg
im Bund Deutscher Hebammen e. V. (BDH)

Geleitwort von
Prof. Dr. med. Renate Bergmann

Dieses Buch hat uns noch gefehlt: Hier schreibt eine Praktikerin mit Herz und Verstand.

In Deutschland entwickelt sich allmählich eine Stillkultur, die uns darüber staunen lässt, dass wir etwas so Natürliches und Selbstverständliches wie das Stillen verlernt hatten. Alle Kinderärzte sprachen von den unnachahmlichen Vorteilen und der Einzigartigkeit der Muttermilch, aber wie man es macht, mussten uns Stillexperten – wie die Autorin dieses Buches – zeigen. Noch etwas ungläubig und vorsichtig lernten wir von ihnen. Inzwischen sind wir nicht nur überzeugte Denker, sondern Handelnde. Den vielen Müttern, die uns vorgemacht haben, wie einfach es geht, sei herzlich gedankt!

Dass Muttermilch die beste Grundlage für eine Ernährung von frühgeborenen und kranken Babys ist, wurde in vielen wissenschaftlichen Untersuchungen erprobt und bewiesen. In diesen besonderen Situationen muss die Liebe und Fähigkeit der Mutter im Verbund mit den notwendigen medizinischen Maßnahmen zu Heilung und Gedeihen beitragen. Ein materieller Beitrag der mütterlichen Fürsorge ist ihre Milch. Unter belastenden Bedingungen ist es nicht leicht, genügend Muttermilch zu bilden. Auch hier können wir von der Expertin lernen, wie man es gut macht. Sie veranschaulicht es und macht es nachvollziehbar, indem sie auch Einzelschicksale beschreibt. Sie beleuchtet und respektiert die persönliche Entscheidung der Mütter. Dies ist ein lebensnahes Buch, dem wir Erfolg wünschen, damit Kinder, Mütter und Familien eine gute Zukunft haben!

Berlin, im Juni 2001

Prof. Dr. med. Renate Bergmann
Kinderärztin
Klinik für Geburtsmedizin
Charité Virchow-Klinikum, Berlin

Vorwort der Autorin

Liebe Eltern,

dieses Buch soll Ihnen Wegweiser zum Stillen in einer besonderen Situation sein. Es richtet sich an Eltern, deren Kind zu früh geboren wurde, sowie an Eltern von kranken Babys. Für diese Kinder, die die Muttermilch noch nötiger brauchen als ihre gesunden Altersgenossen, gab es bisher kaum Möglichkeiten, sich zu informieren.

Ob Ihr Kind nun zu früh oder mit einer Krankheit zur Welt kam – Sie waren auf eine harmonische Geburt eingestellt, auf das ungestörte Zusammensein nach der Geburt. Es ist anders geworden, anders gekommen. Sie müssen sich vielleicht mit den Gegebenheiten der Kinderklinik auseinandersetzen, wo Ihr Kind Betreuung und Pflege durch Dritte benötigt und sein kleiner Körper an unzählige Geräte angeschlossen ist.

Sicher haben Sie sich den Start der Familie anders vorgestellt.

Viele Kinderkliniken bieten inzwischen an, dass eine Person, meistens die Mutter, auf der Säuglingsstation mit aufgenommen werden kann. Natürlich ist – so bald wie möglich – das Frühgeborenen-Rooming-in ideal. Häufig gibt es auch günstige Unterkünfte in der Klinik selbst oder in der Umgebung. Diese so genannten Elternwohnungen bieten Ihnen die Möglichkeit, die Versorgung Ihres Kindes zu einem Gutteil zu übernehmen. Heutzutage wird viel Wert darauf gelegt, dass Eltern in der Entbindungsklinik Kontakt mit dem Baby aufnehmen können, und sei es ein Streicheln des Händchens oder Babykopfes im Transportinkubator. Wenn das nicht möglich ist, sorgt man dafür, dass der Vater und auch die Mutter so bald wie möglich das Baby in der Kinderklinik besuchen können. Die Kliniken bieten Eltern die Möglichkeit, ihr Baby selber zu versorgen, Haut- und Körperkontakt aufzubauen und viel Zeit auf Station zu verbringen. Glauben Sie nicht, dass Sie überflüssig sind, weil Sie „nichts von dem verstehen", was die Fachleute tun. Ihr Kind braucht und fühlt Ihre Nähe, es erkennt Ihren Geruch und Ihre Stimme. Sie werden merken, wie gut es Ihnen tut, wenn Sie etwas Nützliches tun können, und wie Ihre Liebe zu dem kleinen Wesen wachsen wird, das so unbedingt leben will.

Das Wichtigste, was Sie sich jetzt vornehmen sollten: Bitte verbringen Sie so viel Zeit wie möglich bei Ihrem Kind.

Handabdruck, Fußabdruck oder Foto helfen, eine Beziehung aufzubauen.

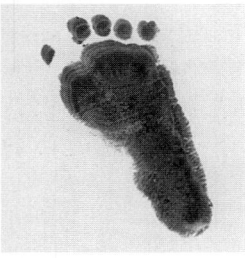

Vergessen Sie nicht, neben der Fürsorge für Ihr Kind auch an sich selbst zu denken.

Auch wenn Sie diese Möglichkeit nicht haben oder nicht wahrnehmen können, ist es wichtig, dass Sie Ihr Kind mindestens einmal am Tag für einige Stunden besuchen. In diesen Stunden können Sie mit ihm schmusen, mit ihm reden und ihm vorsingen. Wahrscheinlich werden Sie es in dieser Zeit auch selbst versorgen.

Wenn Sie dann gehen müssen, fällt Ihnen der Abschied wahrscheinlich schwer, und Sie machen sich vielleicht Sorgen um das kleine Wesen. Aus meiner langjährigen Erfahrung heraus kann ich Sie beruhigen. Während Ihrer Abwesenheit dürfen Sie darauf vertrauen, dass das Klinikpersonal sich liebevoll und mit aller Sorgfalt um Ihr Kind kümmert.

Eine Mutter und ein Vater können nur so viel leisten, wie ihre Kräfte zulassen. Nicht jeder hält es aus, Wochen oder gar Monate in einer fremden Stadt zu verbringen, in einem fremden Zimmer und ohne die gewohnte familiäre Umgebung. Wenn Sie sich jetzt völlig überfordern, tun Sie niemandem einen Gefallen. Es kommt darauf an, das Beste aus dieser Situation zu machen. Sobald Sie das Gefühl haben, dass Ihre Erschöpfung überhand nimmt, sollten Sie sich eine Pause gönnen und anschließend mit neuen Kräften zu Ihrem Kind zurückkehren.

Ich habe mich bemüht, Ihnen alle Informationen zu vermitteln, die ich im Lauf meiner jahrzehntelangen Arbeit als Stillberaterin speziell von Frühgeborenen gewonnen habe. Aber es geht nicht allein um Sachwissen ums Stillen. Deshalb sind auch die Erfahrungsberichte betroffener Eltern für Sie wichtig. Sie können nachspüren, wie es anderen Eltern ging und welche Lösungsmöglichkeiten sie gefunden haben. Mein besonderer Dank gilt an dieser Stelle allen, die bereit waren, ihre Erfahrungen in einem Bericht niederzuschreiben. Wichtig sind für Sie auch die Selbsthilfegruppen, bei denen Sie Unterstützung finden und Kontakt zu Eltern in ähnlichen Situationen aufnehmen können. Sie finden die Adressen im Anhang.

Ihr Kind braucht Sie mehr, als andere Kinder ihre Eltern brauchen. Es ist eben ein besonderes Kind. Wenn Sie ihm außer Ihrer Nähe, Zärtlichkeit und Fürsorge auch noch die beste Nahrung zukommen lassen, haben Sie getan, was Sie können.

Ich wünsche Ihnen viel Freude mit Ihrem Kind.

Brigitte Benkert

Einleitung: Plötzlich und unerwartet und doch kein Einzelschicksal …

Im deutschsprachigen Raum werden alljährlich sieben Prozent der Kinder zu früh geboren. Das sind allein in Deutschland ca. 60.000 Kinder, die schon vor der 37. Schwangerschaftswoche oder mit einem Gewicht unter 2500 g zur Welt kommen.

Noch vor 25 Jahren galt die 1000-Gramm-Grenze. Man rechnete damit, dass Kinder, die weniger als ein Kilo wogen, nur in Ausnahmefällen am Leben blieben. Inzwischen hat die Medizin enorme Fortschritte gemacht. Es gibt nicht allein viel mehr Frühgeborene, die überleben, auch ihre Lebensqualität lässt sich nicht mehr mit dem einstigen Brutkastendasein vergleichen. Ein ganzer Katalog von Methoden wurde gefunden, um das empfindliche System des Frühgeborenen zu stärken und zu stabilisieren. Dazu gehören

Ihr Kind hat bessere Chancen als je zuvor!

- der einst belächelte, frühestmögliche Hautkontakt mit der Mutter (Berührung, Kängu-ruhn)
- frühzeitige Flüssigkeits- und Nahrungsgabe
- Unterstützung der Atmungsorgane durch Spezialbehandlung, schonende Beatmung bzw. Sauerstoffgabe
- sorgfältige Überwachung von Herz, Atmung, Umgebungstemperatur, pH-Wert.

Dank dieser Maßnahmen hat ein frühgeborenes Baby über 1500 g heute die gleichen Chancen wie ein gesundes Neugeborenes.

Natürlich ist Überleben erst einmal das Wichtigste. Aber viele Eltern haben Angst, ihr frühgeborenes Kind könne auf Dauer in der Entwicklung zurückbleiben. Wie steht es um die Lebensqualität, wie wird seine Zukunft aussehen?

Auch hier haben die bessere Versorgung und Technologie im geburtshilflichen wie im neonatologischen Bereich zu großen Fortschritten geführt. Natürlich kenne ich den „Fall" nicht, den gerade Ihr Kind darstellt. Aber ich kann Ihnen ein paar Daten aus der Statistik mitteilen, die Sie beruhigen sollten.

Seit Beginn der 90-er Jahre wurden die Lebensläufe von Frühgeborenen verfolgt, die in gut ausgestatteten Frühgeborenenstationen

Die allermeisten Frühgeborenen entwickeln sich ebenso gesund wie andere Kinder.

betreut worden waren. Die Babys waren mit einem Geburtsgewicht zwischen 1000 und 1500 g auf die Welt gekommen. Es zeigte sich, dass bei 85–90 % der Kinder auf Dauer kein geistiger und körperlicher Entwicklungsrückstand festgestellt werden konnte. Es gab keinen Unterschied mehr zwischen ihnen und ihren Altersgenossen, die terminegerecht auf die Welt gekommen waren. Damit konnte die Gefahr von Spätfolgen und bleibenden Behinderungen ausgeschlossen werden. Auch wenn Ihr Kind sehr klein ist und nur 700–900 Gramm wiegt, hat es heute mit 65–90 % bessere Überlebenschancen, als man noch vor zehn Jahren träumen konnte. Wie gut es den Start ins Leben bewältigt, hängt vor allem von drei Faktoren ab:

- von dem Einsatz moderner respiratorischer Methoden
- von der medikamentösen Stützung der Entfaltung der kindlichen Lunge (Surfactant)
- und von der intravenösen Ernährung des Babys.

Seit einigen Jahren können bei guter Versorgung sogar sehr kleine, unreife Babys ab ca. 400 g zu 30–50% überleben – Kinder, die den schützenden Mutterleib schon nach der 23. Schwangerschaftswoche verlassen haben.

Die zweite Gruppe von Babys, für deren Eltern dieses Buch geschrieben wurde, sind kranke Kinder. Es würde zu weit führen, hier auf die Ursachen und Formen der Krankheit einzugehen. Man rechnet heute damit, dass ca. 8 % aller jährlich geborenen Kinder mit angeborenen Behinderungen auf die Welt kommen. Für viele ist eine normale Lebensführung erreichbar.

All diese Kinder brauchen vor allem am Anfang ihres Lebens mehr Fürsorge als ihre gesunden Altersgenossen. Sie alle benötigen medizinische Versorgung, oft auf der Intensivstation und über einen langen Zeitraum.

Erfahrungsbericht: Carolin, zu früh geboren

Es ging mir gut bis zum Beginn der 20. Schwangerschaftswoche. Dann ging alles sehr schnell. Ich erinnere mich an die Hebamme, die mir tröstende Worte zusprach, als mein Arzt mir sagte, dass gleich ein Kaiserschnitt gemacht werde. Das Nächste, woran ich mich erinnern kann, war mein Mann, der mir über das Gesicht strich und mir freudig mitteilte, dass wir ein Mädchen haben und dieses Mädchen lebt. Dann tauchte ich wieder ab in meine Traumwelt.

Erst Stunden später war ich in der Lage, die Situation voll zu erfassen. Carolin war in die 25 km entfernte Kinderklinik gebracht worden. Mein Mann zeigte mir ein Foto von einem kleinen Etwas, durchscheinend, eine Handvoll Kind. Das sollte mein Kind sein? Es sah nicht aus wie das Kind, das ich mir in meinen Träumen vorgestellt hatte. Ich weinte viel in den ersten Tagen. Es schmerzte mich, Mütter mit ihren Neugeborenen zu sehen, die stillten, und ich musste mit einer Pumpe um jeden Milchtropfen kämpfen.

Da ich mich nur langsam erholte, konnte ich erst am vierten Tag in die Kinderklinik. Ich stand in dem Raum mit den gläsernen Kästen – mein Mann zeigte mir Carolin. Sie trug eine bunte Wollmütze und war umhüllt von einer rosaroten Windel, das werde ich nie vergessen. Sie hatte klitzekleine Händchen, sah so friedlich aus. Mein Kind – ist das mein Kind? Eine Schwester öffnete die Türchen an dem Glaskasten und forderte mich auf, das Händchen zu streicheln. Ganz zaghaft machte ich meine ersten Versuche. Ich nahm die Mütze ab und legte meine Hand auf den Kopf. Ganz ergriffen war ich, und ich dankte meinem Mädchen, dass es gekämpft hatte und dass es lebte.

Schweren Herzens fuhr ich in die Klinik zurück, aber von da an konnte ich täglich zu Carolin, und ich hatte Mut gefasst und konnte mich nun auch mit der Pumpwirtschaft auseinandersetzen.

Carola M.

Stillen ist besonders wichtig

Kinderärzte und Neonatologen lassen keinen Zweifel daran: Muttermilch ist auch für frühgeborene, kranke und behinderte Kinder die optimale Nahrung. Leider können frühgeborene und kranke Babys meistens noch nicht an der Brust trinken. Deshalb steht für die junge Mutter vor dem Stillbeginn häufig der mühsame Aufbau der Milchbildung mit der Pumpe. Auch wenn Ihre Arbeit mit der Pumpe gar nicht an das rosige Kind an der Mutterbrust erinnert, das Sie sich während der Schwangerschaft voller Freude ausgemalt haben: Bitte

Stillen ist mehr als Nahrung.

halten Sie durch und denken Sie daran, dass Ihre Milch das Beste ist, das Sie ihrem Kind jetzt geben können. Viele Frauen helfen sich mit Vorstellungen, die das Durchhalten erleichtern. Der Anblick eines winzigen Fußabdrucks kann Wunder wirken.

Diese Gedanken werden Ihnen den Entschluss zum Abpumpen erleichtern. Sie sollten auf alle Fälle damit beginnen. Ob Sie Ihr Kind dann, wenn es allein trinken kann, wirklich stillen oder nicht, ist eine zweite Entscheidung, die Sie zur gegebenen Zeit treffen werden. Denken Sie nicht zu weit in die Zukunft. Handeln Sie heute für den heutigen Tag.

Wichtig zu wissen ist: Jeder Tropfen Muttermilch, den das Kind erhält, wirkt wie eine Schutzimpfung.

Vielleicht meinen Sie, Ihre Milch tue Ihrem Kind nichts Gutes und könne seinen Zustand verschlimmern. Da kann ich Sie beruhigen. Muttermilch ist die von der Natur vorgesehene Nahrung und wird von Ihrem Baby am besten verdaut und vertragen. Es gibt nur wenige Erkrankungen, bei denen nur eingeschränkt gestillt werden kann, z. B. Galaktosämie und Phenylketonurie (s. S. 94 und S. 103). Außerdem gibt es einige Erkrankungen, bei denen ein später, langsamer Nahrungsaufbau erfolgen kann. Auch bei ihnen gibt es also einen Weg zum Stillen.

Wenn Sie sich gegen die Muttermilchernährung entscheiden, wird ihr Kind natürlich trotzdem wachsen und gedeihen können, denn es gibt inzwischen auch adäquate Säuglingsnahrung, die in solchen Fällen gegeben werden kann.

Muttermilch – warum ist sie einzigartig?

Jeder Tropfen Muttermilch ist wertvoll.

Auch eine kurze Stillzeit oder eine Teilstillzeit bringt ihrem Baby Vorteile. Der Aufbau des Immunsystems wird angeregt, die Hirnreife und die Sehfähigkeit verbessern sich, und einige Studien sehen auch einen Zusammenhang zwischen der Aufnahme von Muttermilch und der Entwicklung der Intelligenz.

Diese positiven Einflüsse erklären sich durch die spezifische Zusammensetzung der Fette in der Muttermilch. So ist der Anteil an hochungesättigten, langkettigen Fettsäuren (LCP) in der Frühgeborenenmilch sehr hoch, die Fetttröpfchen sind kleiner, die Fettsäuren anders.

Die Milchbildung durchläuft verschiedene Phasen. Auf die Vormilch (Kolostrum) folgt die Übergangs-, dann die reife Muttermilch. Je unreifer das Kind zur Welt kommt, desto genauer ist die Zusammensetzung der Muttermilch angepasst an die Nährstoffe, die das Kind über die Plazenta erhalten würde. Die Muttermilch von Müttern, die vor dem errechneten Termin entbunden haben, weist einen höheren Gehalt an Antikörpern, Stickstoff, Natrium, Chlorid, Eisen, Fettsäuren und Eiweiß auf. Ungefähr zwei Wochen nach der Geburt beginnt die Umwandlung der Frühgeborenenmilch in reife Muttermilch, und etwa vier Wochen nach der Geburt ähnelt die Milchzusammensetzung der von reif geborenen Babys. Lediglich die Zusammensetzung der Fettsäuren bleibt bis zu einem halben Jahr verändert.

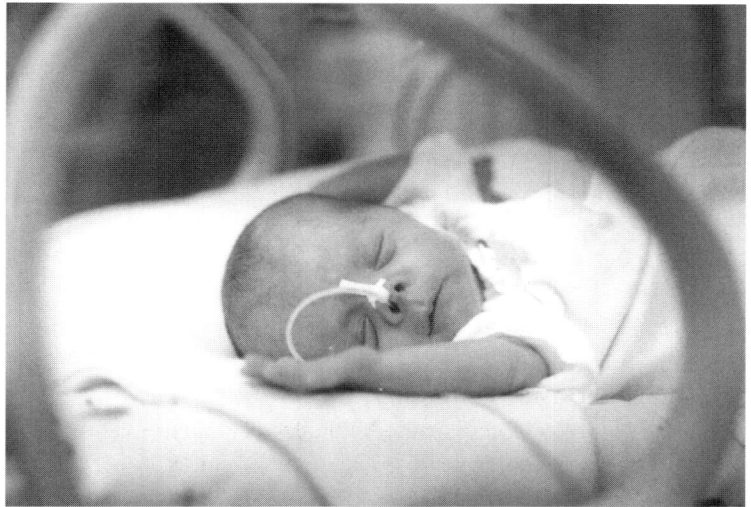

Muttermilch enthält alles, was Ihr Baby zum Wachsen und Gedeihen braucht, auch ausreichend Flüssigkeit. Sie brauchen ihm keine Tee- oder Saftflasche anzubieten – sie ist überflüssig, auch an heißen Sommertagen. Babys, die mit Muttermilch ernährt werden, bauen ihre Nahrung schneller und problemloser ab als solche, die Kunstmilch bekommen. Fachleute sprechen von einer kürzeren Magen-Darm-Passage.

Muttermilch ist leichter verdaulich.

Muttermilch erleichtert Ihrem Baby die Verwertung der Nährstoffe.

Muttermilch enthält Lipase. Wenn einige Tropfen in den Mund des Babys geträufelt werden, können schon in der 26. Schwangerschaftswoche Drüsen, die unter der Zunge liegen, zusätzlich Lipase ausschütten und mit der Fettverdauung im Mund beginnen.

Wissenschaftliche Untersuchungen belegen, dass Babys, die über die Magensonde mit Muttermilch ernährt werden, die Sondenernährung besser vertragen. Auch ihre Verdauung funktioniert besser, wenn sie über den Mundbereich mit Muttermilch angeregt wird.

Muttermilch schützt vor Infektionen aller Art.

Gleich nach der Geburt wird die Ausschüttung der gastro-intestinalen Hormone durch die erste Nahrung stimuliert. Kinder, die keine Muttermilch bekamen, bildeten diese Hormone nicht.

Immunglobuline (z. B. sIgA, IgG, IgM etc), lebende Zellen, und anti-infektiöse Faktoren (z. B. Lysozym, Laktoferrin) vieler Art tragen dazu bei, dass frühgeborene Kinder einen besonderen Schutz vor Infektionen der Atemwege, des Magen-Darm-Trakts und der Harnwege haben.

Falls ein Frühgeborenes trotzdem an einem Infekt erkrankt, verläuft die Krankheit milder, denn die Brustdrüse der Mutter kann dann spezielle Antikörper bilden.

Muttermilch schützt speziell vor Durchfallerkrankungen.

Frühgeborene sind besonders gefährdet, wenn sie sich eine Darminfektion zuziehen. Vor allem die so genannte nekrotisierende Enterokolitis wird in der ganzen Welt gefürchtet.

Studien haben bewiesen, dass Muttermilch dieser Darmerkrankung vorbeugt bzw. die Erkrankung bei Kindern, die Muttermilch bekommen, extrem selten vorkommt.

Eine besondere Funktion übernimmt hier das sIgA (sekretorisches Immunglobulin A), das die Schleimhäute wie mit einem Schutzfilm überzieht und so das Eindringen von Allergenen, Erregern und anderen Fremdstoffen verhindert.

Muttermilch enthält Stoffe, die die Gehirnreife fördern.

Diese essentiellen Aminosäuren (Cystin, Taurin) sind bisher in keiner Kunstmilch vorhanden.

Muttermilch ist reich an Kohlehydraten. Der Zweifachzucker Laktose und die Mehrfachzucker (Oligosacharide) wurden bisher in über 100 Verbindungen nachgewiesen, ebenso ihr günstiger Einfluss auf Reifeprozesse. Auch sie sind in keiner Kunstmilch enthalten.

Muttermilch wirkt positiv auf die Reifeprozesse von Frühgeborenen.

Der Geruch der Muttermilch wirkt stimulierend und beruhigend auf ein Baby. Die Babys werden wacher, aufmerksamer und aktiver. Sie blinzeln, lächeln, runzeln die Stirn und strecken die Zunge heraus.

Muttermilch hat für Ihr Kind den schönsten Duft.

Frühgeborene stillen

Eine neue wissenschaftliche Studie untersuchte das Verhalten von Frühgeborenen an der Brust. Kängu-ruhn mit Hautkontakt wurde gefördert, sobald das Baby den Wechsel zwischen Inkubator und Mutter vertrug. Die Mütter lernten, die Fähigkeiten ihrer Babys selbst einzuschätzen. Die Stillversuche begannen zwischen der 28. und 36. Schwangerschaftswoche, wenn die Babys nicht mehr beatmet wurden und ihr Zustand stabil war. Als Alternative zur Verabreichung von Muttermilch gab es die Becherfütterung, um die notwendige Nahrungsmenge zu ergänzen oder das Baby während der Abwesenheit der Mutter mit Muttermilch zu versorgen.

Unabhängig von ihrem Alter reagierten alle Babys mit Such- und Saugverhalten. Effizientes Suchen sowie das Erfassen von Brustwarze und Mundvoll Brust wurden schon bei Babys nach der 28. Schwangerschaftswoche beobachtet. Zwei Wochen später klappte die Milchaufnahme, und wieder zwei Wochen danach kam es zu wiederholten Saugbewegungen mit mehr als 10 Saugintervallen und bis zu 30 Saugbewegungen. 94 % von ihnen wurden gestillt entlassen. Davon wurden 80 % ausschließlich gestillt.

Seit einigen Jahre ist eine Diskussion über die Möglichkeit der Infektion durch Zytomegalieviren über die Muttermilch entfacht. Gefährdet sind Frühgeborene, die vor der oder um die 30. Schwangerschaftswoche geboren werden. Sie dürfen keine rohe Muttermilch erhalten, falls die Mutter mit CMV infiziert ist. Die Mütter sollen daher untersucht und ihre Milch ggf. pasteurisiert werden. Ältere Kinder laufen kein Risiko.

Die Autoren schlugen vor, künftig den Stillbeginn von der Stabilität der Atmung, der Herzfrequenz und der Sauerstoffsättigung abhängig zu machen. Die alleinige Beurteilung nach Alter und Gewicht oder Reife ist überholt.

Das Frühgeborene hat einerseits einen höheren Bedarf an Nährstoffen, andererseits kann es die Muttermilch aufgrund seiner Unreife noch nicht optimal auswerten.

Muss Muttermilch für Frühgeborene angereichert werden?

Frühgeborene, die mit einem Gewicht zwischen 1000 und 1500 g geboren werden und 30 Schwangerschaftswochen erreichten, werden heute mehr und mehr gestillt. Bei kleineren Frühgeborenen kann es allerdings vorkommen, dass Muttermilch angereichert werden muss.

Zugeführt werden Kalzium, Phosphat, Eisen, Natrium, Spurenelemente, Vitamine, Eiweiße, MTC-Fette und Energie in Form von Kohlehydraten.

Um die Kaloriendichte genau auf den Bedarf des einzelnen Kindes abzustimmen, hat Dr. Paula Meier aus den USA eine einfache Methode entwickelt, die sie 1998 in Salzburg vorstellte. Die Muttermilchmahlzeit kann dabei aus verschiedenen Pumpphasen heraus so zusammengestellt werden, dass Kalorienbedarf und Nahrungsdichte auf die Bedürfnisse des Frühgeborenen individuell abgestimmt werden können. Denn die zuletzt abgepumpte, so genannte Hintermilch ist fettreicher als die Vordermilch. In der Praxis kommen Frauen gut damit zurecht.

Die Mühe lohnt sich. Dr. Paula Meier hat nachgewiesen, dass Frühgeborene, die mehr als 500 g wogen und auf diese Weise mit Muttermilch ernährt werden, schneller an Gewicht zunehmen.

Tipp!

Eine höhere Kaloriendichte erhalten Sie auch, wenn Sie die abgepumpte Milch im Kühlschrank „aufrahmen" lassen. Die fetthaltigere Milch setzt sich oben ab, und das Abschöpfen der fetthaltigeren Milch ist eine Möglichkeit, dem Kind mehr Kalorien zuzuführen. Das Gleiche erreichen Sie, wenn Sie die Brust anpumpen und Ihr Baby erst anlegen, wenn fettreiche Milch fließt. Wenn Sie die Brust wärmen, massieren und anpumpen, ist die Milch von Anfang an fettreicher.

So funktioniert das Stillen

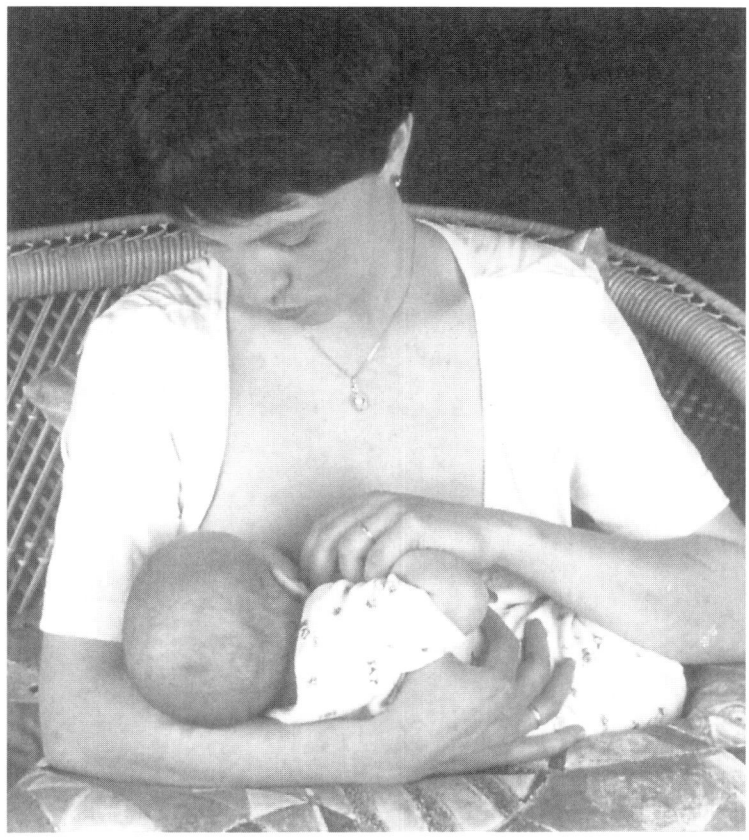

Die Natur hat Ihnen alles mitgegeben, damit Sie Ihr Kind optimal versorgen können. Lassen Sie sich helfen, wenn es nicht sofort klappt.

Wie bereitet sich die Brust in der Schwangerschaft auf das Stillen vor?

Der Busen: Nie ist er so schön wie in der Schwangerschaft.

In der Schwangerschaft beginnen durch den Einfluss der Hormone Östrogen und Progesteron die Milchgänge zu wachsen, und die in der Pubertät gereiften Milchknospen werden zu Milchbläschen. Das Wachsen des Drüsengewebes verdrängt Fettgewebe. Der Busen wird fester und auch besser durchblutet. Bei manchen Frauen scheinen die Blutgefäße durch. Die Brustwarzenvorhöfe vergrößern sich, und die Haut verfärbt sich dunkler. Manche Frauen berichten, dass die Brustwarzen empfindlicher gegen Berührung, ja schmerzempfindlich wurden.

Vielleicht haben Sie zum ersten Mal das Bedürfnis, einen BH zu tragen. Ein mitwachsendes Modell wird Ihnen die besten Dienste leisten, denn Sie können nicht vorhersehen, wie Ihr Busen sich jetzt entwickelt. Denken Sie daran, dass auch unter dem Milcheinschuss noch einmal eine Größenveränderung stattfindet. Wenn die Milchbildung sich eingespielt hat, verkleinern sich die Brüste wieder etwas, und sie werden weicher.

Die Milchbläschen sind etwa ab dem fünften Schwangerschaftsmonat in der Lage, Milch zu bilden. Dazu trägt auch das Milchbildungshormons Prolaktin (s. S. 26) bei, dessen Produktion sich in der Schwangerschaft vermehrt. Vorläufig wird die Milchbildung allerdings durch die Plazentahormone (Östrogen und Progesteron) gehemmt.

Bei manchen Frauen tritt im letzten Schwangerschaftsdrittel schon Kolostrum aus, andere merken nichts. Das ist kein Grund zur Beunruhigung, denn es sagt nichts darüber aus, wie das Stillen in Gang kommen wird. Sie sollten auch nicht versuchen, während der Schwangerschaft Milch abzudrücken, denn das kann vorzeitige Wehen auslösen und macht wenig Sinn.

Tipp!

Um die Brust vorzubereiten, sollten Sie ab und an keinen BH tragen, die Reibung der Kleidung als Training nutzen und auch mal Luft und Sonne an die Brust lassen. Duschen Sie täglich die Brust mit klarem Wasser ab und benutzen Sie keine Cremes und Seifen, denn sie zerstören den natürlichen Hautschutz (s. S. 25, Montgomery-Drüsen).

24

Wie ist die Brust aufgebaut?

Die Brust besteht aus vier verschiedenen Gewebetypen – Drüsengewebe, Binde- und Stützgewebe, Muskel und Fettgewebe. Alles wird durch Blut- und Lymphgefäße sowie Nerven gut versorgt. Besonders viele Nervenenden liegen im Bereich von Brustwarze und Brustwarzenhof.

Jede Brust und jede Brustwarze ist zum Stillen geeignet.

Für die Größe der Brust ist das Fettgewebe verantwortlich. Für das Stillen kommt es allein auf das Drüsengewebe an, das bei einem kleinen Busen ebenso leistungsfähig ist wie bei großen Brüsten. Auch Brustwarzenhöfe haben keine genormte Größe. Manchmal sehen Sie kleine Erhebungen im Brustwarzenbereich – die so genannten Montgomery-Drüsen. Diese Talgdrüsen halten mit ihrer ölig-wässrigen Flüssigkeit die Haut geschmeidiger und dehnbar. Außerdem geben sie einen spezifischen Duftstoff ab. An diesem Duft wird Ihr Baby Sie erkennen.

Die Brustwarze ist im Ruhezustand flach. Sie kann eingezogen sein, Grübchen haben oder hervorstehen – wenn Sie sie mit Ihren Fingern oder der Handfläche stimulieren, vergrößert sie sich in der Regel um das Dreifache, wird fest und richtet sich auf. Manchmal fängt auch die Milch dann zu tropfen an. Brustwarzen müssen nicht auf die Stillzeit vorbereitet werden. In der ersten Lebenswoche – oft die Tage bis zum Milcheinschuss – sind die Brustwarzen empfindlicher, schmerzen, können leicht gerötet sein. Es ist ganz wichtig, dass Ihr Kind jetzt korrekt saugt (s. S. 52), dann gehen die Anfangsbeschwerden schnell vorbei.

Auf der Brustwarze liegen auch die Milchausführungsgänge, aus denen Milch tropft oder spritzt. Ca. 8–15 Ausführungsgänge sind normal.

Das Innere der Brust können Sie sich folgendermaßen vorstellen: Die Milchausführungsgänge weiten sich zu den Milchseen. Die liegen im Bereich des Brustwarzenhofes, Sie können sie mit den Fingerspitzen ertasten. Gefüllte Milchseen fühlen sich wie Erbsen oder Bohnen an. Die Milchseen verengen sich zu Milchgängen, die sich immer mehr verästeln und zuletzt zu ganz feinen Milchgängchen werden, den so genannten Kapillaren. Um die Kapillaren herum sind die Milchbläschen angeordnet.

Sie können sich so eine Einheit von Milchausführungsgang, Milchsee und den weiteren Verzweigungen wie eine Traube vorstellen. Rings um Ihre Brust reihen sich 8–15 von diesen Trauben. Wie bei einer Orange Schnitz für Schnitz eingebettet ist, ist auch Drüsenlappen an Drüsenlappen gereiht, jeweils durch ein Band vom Nachbarn getrennt.

Im Milchbläschen wird die Milch gebildet. Die Milch bildenden Zellen umschließen einen Hohlraum, in dem sich die Milch sammelt. Blut- und Lymphgefäße sowie Muskeln und Nervenenden liegen wie ein schützender Korb um das Milchbläschen.

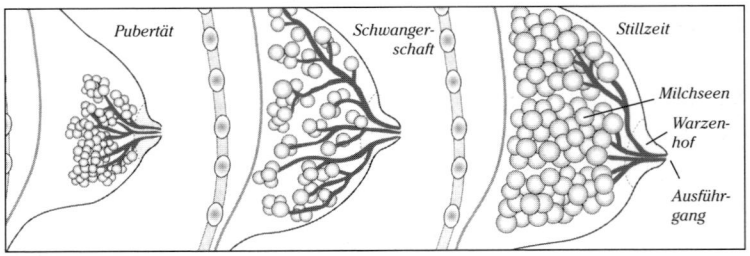

Aufbau des Brustdrüsengewebes

Wie bildet sich Muttermilch?

Die Milchbildung und der Aufbau der Milchmenge erfolgen nach dem Prinzip: „Die Nachfrage regelt das Angebot."

Sobald das Baby saugt (oder sobald Sie pumpen), geben die Nervenbahnen der Hypophyse das Signal, dass das Milchspendehormon (Oxytocin) und das Milchbildungshormon (Prolaktin) gebraucht werden. Oxytocin bewirkt, dass das korbartige Muskelgeflecht um die Milchbläschen sich zusammenzieht und Milch in den Milchgang presst. Das Milchbildungshormon Prolaktin sorgt für die Milchbildung, d. h. für die nächste Portion Ihres Babys.

Das Milchbildungshormon Prolaktin

Prolaktin unterstützt die Bindung zwischen Mutter und Kind. Wir sprechen auch vom Nestschutzeffekt.

In der ersten Woche nach der Entbindung steigen die Prolaktinwerte und bleiben hoch. Jetzt sind die Bedingungen optimal, um die Milchbildung zu fördern. Prolaktin sorgt für gleich bleibende Qualität der Muttermilch. Schlechte Ernährung zehrt an den Reserven der Mutter – das Kind ist immer gut versorgt.

Die Ausschüttung von Prolaktin ist 20–30 Minuten nach Stillbeginn am höchsten. Deshalb sollten Sie immer lange genug anlegen bzw. abpumpen. In den Nachtstunden zwischen 22 h und 2 h wird bis zu zehnmal mehr Prolaktin ausgeschüttet. Legen Sie in dieser Zeit einmal an oder pumpen Sie ab.

Wenn der Prolaktinspiegel konstant gehalten wird, d. h. binnen 24 Stunden maximal sechs Stunden Stillpause liegen, wird der Eisprung unterdrückt. Das ist der schwangerschaftsverhütende Effekt des Stillens.

Das Milchspendehormon Oxytocin

Der Oxytocinspiegel ist während der Entbindung hoch. Das fördert das Annehmen des Babys (Bonding). Eine Koppelung an die körpereigenen Opiate vermindert die Schmerzempfindung und kann Glücksgefühle auslösen. Ein hoher Oxytocinspiegel macht durstig, und Sie sollten nach Bedarf trinken. Gleichzeitig fördert Oxytocin die Ausscheidung von eingelagertem Wasser. Oxytocin bahnt dem Milchspendereflex den Weg. Der setzt anfangs meistens dann ein, wenn das Baby an der Brust saugt. Beim Abpumpen verzögert sich diese Wirkung oft.

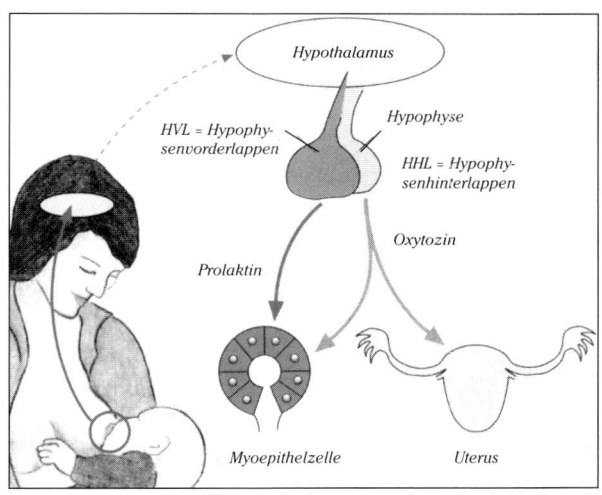

Sie merken, dass der Milchspendereflex einsetzt, wenn Milch tropft oder spritzt oder wenn das Baby von schnellen Saugbewegungen zu langsamen, tiefen Zügen übergeht und schluckt. Oxytocin wird während einer Stillmahlzeit oder Abpumpsitzung mehrmals ausgeschüttet. Vielleicht merken Sie das daran, dass Sie gerade beim Stillen Nachwehen bekommen – Oxytocin fördert die Rückbildung der Gebärmutter. Ihr Baby reguliert den Wechsel der Oxytocin-Ausschüttung souverän, indem es eine Pause macht oder zu schnellen, flachen Saugbewegungen übergeht, bis die Milch wieder fließt. Eine Milchpumpe weiß damit na-

Später beginnt die Milch oft schon zu fließen, wenn Sie an das Baby denken, etwas mit dem Baby in Verbindung bringen, ein Kind schreien hören.

türlich nicht so gut umzugehen. Hier können Sie die Eigenheit des Oxytocins durch das Wechseln von einer Brust zur andern nutzen.

Der lange Weg zum Stillen

Erfahrungsbericht: Cosima, zu früh geboren

Am zweiten Tag nach dem Kaiserschnitt rückte die Krankenschwester mit der Milchpumpe an. Ich pumpte ab, erst dreimal, nach drei Tagen fünfmal pro Tag. Die Milchmenge kam auf stolze 280 ml.

Zwei-, später dreimal am Tag besuchte ich Cosima, lernte sie zu berühren, zu wickeln, über die Magensonde zu ernähren. Stunden verbrachte ich auf harten und unbequemen Stühlen. Das zarte Wesen auf meiner Brust schlafend. Dazwischen immer wieder an die Milchpumpe.

In der Woche nach Cosimas Geburt wieder ein kleines Wunder – Cosima trank 18 Milliliter aus der Brust. Langsam kamen meine Lebensgeister zurück. Fast mit Vergnügen ging ich von da an an die Milchpumpe. Ich hatte die Aussicht, dass Cosima irgendwann in Ruhe meine Brüste leer trinken würde. Ab sofort legte ich sie einmal am Tag an, zwar mit wechselndem Erfolg, aber dann trank sie stabil 30 Milliliter.

Nach drei Monaten holten wir sie nach Hause. Ich legte sie zwei- bis dreimal am Tag an – immer mit einem kleinen Stillhütchen, da sie wohl keine Kraft hatte, Brustwarze und einen Mundvoll Brust einzusaugen. 14 Tage nachdem sie zu Hause war, ermunterte mich die Stillberaterin, das Stillhütchen wegzulassen, und auch das klappte. Endlich trank Cosima direkt von der Brust. Sie wurde acht Monate lang zur Hälfte gestillt, zur Hälfte mit Säuglingsnahrung ernährt.

Dorothea M.

Der Stillkreis

Die Entwicklung von den ersten Kontakten zum Baby bis hin zum aussschließlichen Stillen lässt sich gut anhand des Stillkreises darstellen. Sie geht durch zwölf Stadien:

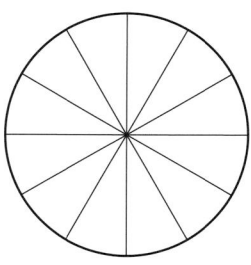

1. Stillbeginn mit Berührung
     Kängu-ruhn auf Brusthöhe
2. Aufbau der Milchbildung durch Abpumpen
3. Abdrücken von einigen Muttermilchtropfen, orale Stimulation
4. Riechen, Lecken, Schmecken
5. Erste Saugversuche
6. Suchen der Brust – Suchreflex
7. Wach und bereit zum Saugen, Sondieren an der Brust
8. Brust erfassen, halten, saugen und schlucken
9. Erste Nahrungsaufnahmen durch Stillen
     Kontrolle mit der Waage
     Aufsondieren an der Brust
10. Teilweise nach Bedarf stillen
     Verwendung von Brusternährungsset, Becher, Fingerfütterung
11. 24-Stunden-Rooming-in – häufiges Stillen
12. Ausschließliches Stillen

Die Darstellung des Stillkreises als Drehscheibe signalisiert, dass es bei dieser Entwicklung zum Ziel „ausschließliches Stillen" Schritte vorwärts, aber auch ab und an einen Schritt rückwärts geben kann. Dann ist es besonders wichtig, die Motivation nicht zu verlieren.

Wir haben oft beobachtet, dass frühgeborene Babys, die zwischen der 32. und 34. Schwangerschaftswoche Erfolge an der Brust hatten und Muttermilch sogen, beim Übergang in die 35. Schwangerschaftswoche plötzlich „saugmüde" wurden. Nach einigen Tage gab sich das wieder. Mütter, die darauf vorbereitet waren, haben weiter angelegt, abgepumpt und mit Muttermilchträufeln stimuliert – bis ihr Baby wieder aktiv sog. Andere Mütter, die von dieser Situation überrascht wurden, haben resigniert, aufgehört anzulegen und vermehrt mit der Flasche gefüttert.

Das Baby soll sich an Ihrer Brust wohlfühlen. Legen Sie es täglich an, ob es aktiv saugt und Muttermilch aufnimmt oder nicht. Nähe und Geborgenheit sind auschlaggebend für jeden weiteren Schritt vorwärts oder rückwärts. Kängu-ruhn ist eine Unterstützung für das Baby.

Tipp!

29

Der Milcheinschuss

Die Milchbildung beginnt gleich nach der Geburt. Schon dann sind die ersten Tropfen Kolostrum vorhanden. Die kleine Menge des gehaltvollen Kolostrums reicht für die Ernährung in den ersten Tagen und kurbelt den Stoffwechsel bis zum Milcheinschuss an.

Wenn alles gut und normal verläuft, tritt der Milcheinschuss ein, sobald die Entbindung drei volle Tage zurückliegt. Ihre Brust fühlt sich warm und schwer an. Das Anlegen des Kindes ist einfach.

Bei einem schmerzhaften Milcheinschuss haben Sie erhöhte Temperatur (bis 38 Grad). Ihre Brüste sind hart und schmerzhaft gespannt, Ihr Kind kann die Brust nicht richtig erfassen. Tipps für diesen Fall finden Sie auf S. 68/69.

Tipp!

Die beste Vorbeugung ist ein früher Stillbeginn mit angenehmer Atmosphäre, Rooming-in und Anlegen nach Bedarf. Lassen Sie sich zeigen, wie Ihr Kind angelegt werden und saugen sollte, und vermeiden Sie künstliche Sauger, Schnuller, Stillhütchen etc.

Erfahrungsbericht: Moritz, zu früh geboren

Moritz wurde mit einem Kaiserschnitt in der 26. Schwangerschaftswoche entbunden. Ich pumpte in den ersten Woche alle drei bis vier Stunden – auch nachts. Es kamen nur wenige Tropfen. Die höchste Pumpmenge war am sechsten Tag 20 ml. Die Stillberaterin empfahl mir, über 24 Stunden häufiger abzupumpen, in Verbindung mit einem Tag Auszeit aus der Klinik. Im Bett liegen oder in der Badewanne, schöne Musik hören, ein Buch lesen, mich verwöhnen lassen für einen Tag – eine tolle Vorstellung. So fing ich an, am siebten Tag nach der Geburt zu Hause in einer angenehmen Atmosphäre alle zwei Stunden ca. 20 Minuten lang zu pumpen. Am achten Tag wurde die Milchmenge langsam mehr, ich pumpte weiter alle zwei Stunden.

Am neunten Tag hatte ich geschwollene, harte Brüste – der langersehnte Milcheinschuss. Ich stellte mich auf Pumpen alle drei Stunden um, und nach 14 Tagen, als die Milchmenge über 700 ml betrug, ging ich auf einen Vier-Stunden-Rhythmus über. Mein Milchmangel war vorbei!

Carla S.

Anlegetechniken

Ihr Kind ist dann richtig angelegt, wenn es beim Saugen mit der Zunge unter die Milchseen (s. S. 25) gelangen und sie optimal ausstreifen kann. Beim Anlegen erfordert dies eine Lage, bei der das Baby Brustwarze und einen Mundvoll Brust, insbesondere den im Zungenbereich liegenden Anteil des Brustwarzenhofes, erfassen kann. Die Zahnleisten üben dann einen Druck auf die Milchseen aus und verhindern das Zurückfließen der Milch in die Milchgänge.

Auf vielen Abbildungen zum Stillen liegt das Baby in der Ellenbogenbeuge oder ruht mit dem Kopf auf dem Unterarm. Vergessen Sie diese Bilder! Ein krankes oder frühgeborenes Kind sollten Sie anders anlegen. Diese Babys brauchen mehr Stabilität, und gerade ganz kleine Babys gehen in dieser Haltung verloren.

Auf S. 32–35 stelle ich Ihnen die günstigsten Stillpositionen vor.

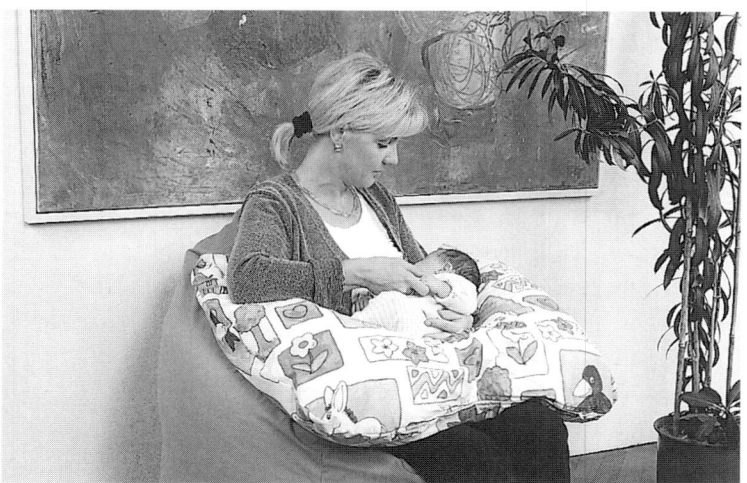

Denken Sie vor dem Anlegen daran, für sich selbst eine angenehme Atmosphäre zu schaffen! Stellen Sie sich immer ein Getränk bereit. Vielleicht gibt es einen bequemen Stillsessel auf Station. Vielleicht können Sie einen Vorhang zuziehen oder einen Wandschirm aufstellen. Manchen Frauen hilft auch das Zuhängen des Inkubators mit einem großen Tuch oder ein Fußschemel. Bitten Sie um Kissen,

Tipp!

damit Sie eine bequeme Haltung einnehmen und das Baby gut abstützen können. Geben Sie sich erst zufrieden, wenn Ihre Lage sich nicht mehr verbessern lässt – schließlich sollen Sie hier arbeiten.

Kleidungsstücke, die nicht vorn geöffnet werden können – vor allem Pullover –, rutschen mitunter beim Stillen ständig wieder nach unten. Verlangen Sie ein Stück Mullbinde, fädeln Sie sie durch und binden Sie den Pullover mit einer Schleife zusammen.

Jetzt versuchen Sie, den Milchspendereflex auszulösen (s. S. 68/69). Lassen Sie sich beim ersten Anlegen helfen und finden Sie heraus, wie Sie am besten klarkommen – die gängigsten Haltungen beim Stillen im Sitzen finden Sie auf S. 32/33. Wenn Sie den Kopf des Babys stützen, erleichtern Sie ihm das Erfassen der Brust. Lassen Sie sich auch den DanCer Griff zeigen (s. unten).

Wenn Sie auffüttern müssen, soll man Ihnen Alternativen zur Flaschengabe anbieten, s. S. 46–50.

C-Griff und DanCer Griff

So erleichtern Sie Ihrem Kind das Trinken.

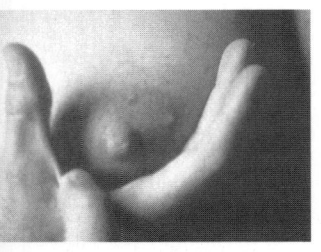

Der so genannte C-Griff stützt die Brust. Ihre Handfläche liegt unterhalb der Brust. Die Finger zeigen auf eine, der Daumen auf die andere Seite der Brust. Der Daumen kann auch oberhalb der Brust platziert werden, um mit einem leichten Druck die Brust zu formen und die Brustwarze aufzurichten.

Beim saugschwachen, frühgeborenen, kranken oder behinderten Baby kann es hilfreich sein, die Brust und den Gesicht-Kinnbereich des Babys mit dem DanCer Griff zu unterstützen. Dazu stützen Sie zunächst Ihre Brust im C-Griff. Nun schieben Sie die Handfläche so weit hervor, dass Daumen und Zeigefinger ein U von unten bilden. Betten Sie das Kinn des Babys in dieses U und stützen Sie mit Zeigefinger und Daumen seine Wangen. Sie können so auch über die Wangen das Saugen stimulieren.

Stillpositionen

Wiegeposition

Legen Sie das Baby so, dass sein Körper dem Ihren zugewandt ist. Ohr, Schulter und Hüfte sollen eine Linie bilden. Der unten liegende Arm wird seitlich unter der Brust in Ihren Armbereich geschoben.

32

Das Gesicht des Babys soll gegenüber ihrer Brust liegen, die Nase auf Höhe ihrer Brustwarze.

Wenn Sie nun mit Ihrer Brustwarze den Lippenbereich des Babys stimulieren, wird es den Mund öffnen und die Zunge nach vorne schieben. Dann ziehen Sie das Baby nahe an sich heran, sodass der Körper an Ihrem Körper liegt, und ziehen seinen Po nahe heran. Der Kopf soll die Möglichkeit haben, sich zu bewegen, und sich leicht nach hinten neigen. So kann das Kind von dem Teil des Warzenhofs, der in seinem Unterkieferbereich liegt, mehr erfassen als vom oberen. Die Nase ist in der Regel frei. Sobald sich die Nase in die Brust gräbt, verbessern Sie die Anlegeposition.

Wiegeposition (Forts.)

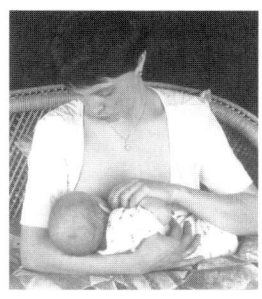

Legen Sie das Baby auf den linken Unterarm, wenn Sie es an der rechten Brust stillen möchten. Der Kopf des Babys ruht in Ihrer Handfläche.

Bei berührungsempfindlichen Babys legen Sie eine Stoffwindel zwischen Hinterkopf und Ihre Handfläche. Nun können Sie mit der rechten Hand die Brust im C-Griff stützen. Wenn Sie Ihren Fuß an der Seite des Babykopfes auf einen Schemel stellen, liegt der Kopf automatisch höher als der restliche Körper. Das erleichtert dem Baby das Atmen.

Der so genannte Frühchengriff

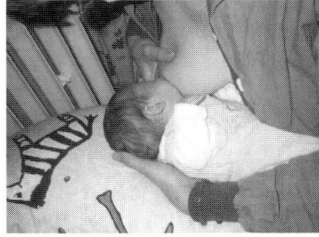

Diese Position wird auch „Unter-dem-Arm-Haltung" oder „Football-Position" genannt. Sie eignet sich besonders gut, wenn Sie einen Kaiserschnitt hinter sich haben oder Mehrlinge stillen, bei flachen Brustwarzen und bei großen Brüsten.

Wenn Sie an Ihrer rechten Brust stillen möchten, legen Sie ein Stillkissen, eine zusammengerollte Babydecke oder ein, zwei Kissen an Ihre rechte Seite neben Ihre rechte Hüfte. Darauf legen Sie Ihr Baby, dessen Nase in Höhe der Brustwarze liegen soll. Ihr rechter Unterarm stützt es und drückt es leicht an Ihren Körper, sein Kopf ruht in Ihrer Hand. So liegt Ihr Baby sicher zwischen Ihrem Körper und Ihrem Arm. Mit der linken Hand können Sie dann die Brust im C-Griff stützen. Der Rückengriff gibt Ihnen auch die Möglichkeit, den Babykopf höher zu nehmen und so dem Baby zu helfen, dass sein Unterkiefer automatisch nach unten fällt.

Der Rückengriff

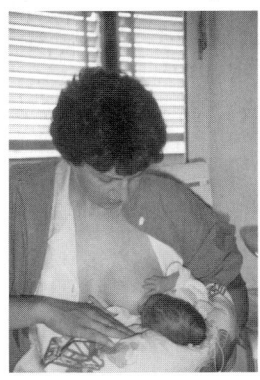

33

Der Hoppe-Reiter-Sitz

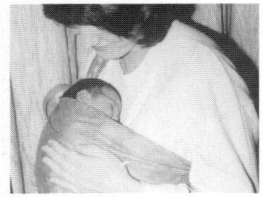

Foto: Kind wird gehalten, nicht gestillt.

Sie nehmen das Baby aufrecht auf den Schoß. Wenn es größer ist, kann es auf Ihrem Oberschenkel sitzen. Wenn Sie meinen, Sie müssten ihm mehr Halt geben, können Sie seinen Körper mit einem Tragetuch stabilisieren oder in einen Tragesack nehmen (Adressen im Anhang, S. 122/123). In dieser aufrechten Stillposition fällt Ihrem Baby das Atmen leichter, und sein Unterkiefer und die Zunge fallen automatisch in die richtige Haltung. Sie sollten sie ausprobieren, wenn Ihr Kind hektisch ist oder unter Koliken leidet, ein Morbus-Down-Kind oder ein Baby mit Lippen-Kiefer-Gaumenspalte ist.

Seitliches Stillen im Liegen

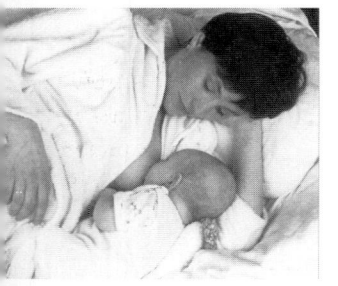

Legen Sie sich seitlich hin. Stützen Sie Ihren Kopf auf volle Schulterhöhe mit Kissen ab, vielleicht auch Ihren Rücken. Die Beine winkeln Sie leicht an. Ihr Baby liegt vor Ihnen, Bauch an Bauch. Sein Gesicht ist der Brust zugewandt, die Nase auf Höhe der Brustwarze. Sie können zusätzlich seinen Rücken mit Ihrem Arm stützen, oder Sie legen ihm ein Kissen oder eine Handtuchrolle in den Rücken.

Rücklings stillen

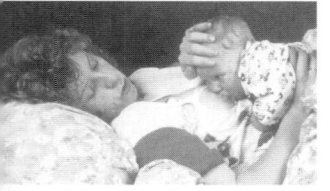

Legen Sie sich bequem auf den Rücken, stützen Sie Ihren Kniebereich mit einer Rolle oder einem Kissen. Stützen Sie Ihren Kopf-Schulterbereich gut mit Kissen ab. Legen Sie Ihr Baby auf Ihren Bauch, sein Gesicht über der Brust. Stützen Sie seine Stirn mit der Hand, damit sein Gesicht sich nicht in der Brust vergräbt. Diese Position ist hilfreich, wenn Sie sehr viel Milch oder einen heftigen Milchspendereflex haben.

Mehrlinge stillen

Für Mütter von Zwillingen ist es hilfreich, erst das größere Baby anzulegen und dann das kleinere. Das kleinere oder schwächere von beiden profitiert vom Ansaugen des kräftigeren Babys, weil die Milch dann leichter fließt.

Sie erleichtern sich die folgenden Wochen und Monate, wenn Sie möglichst bald, d. h. nach einer Einübungsphase jedes Kindes an der Brust, das gleichzeitige Anlegen üben. Solange die Kinder in der Kinderklinik sind, eignen sich dazu alle Anlegepositionen, bei denen Sie sitzen können. Wenn Sie natürlich die Möglichkeit haben, sich mit Ihren Kindern in ein Zimmer mit einem Bett oder einer Liege zurückzuziehen, können Sie auch im Liegen anlegen.

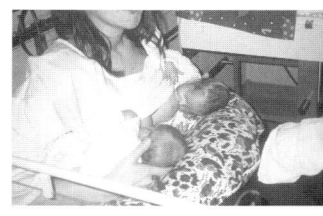

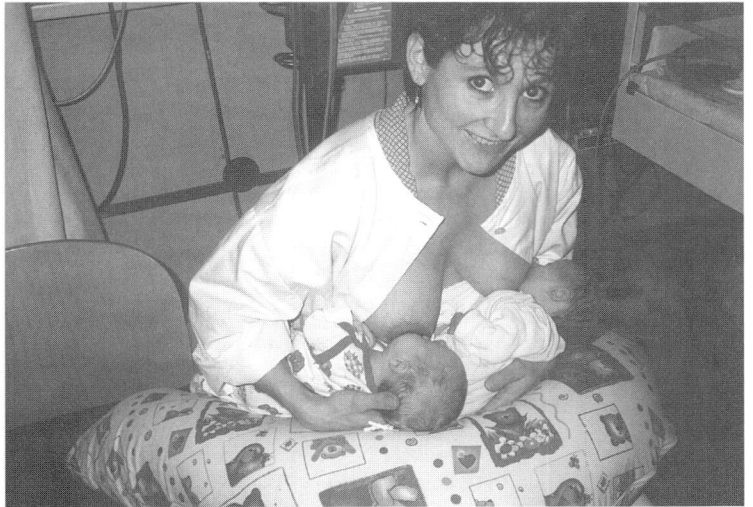

Sicher wissen Sie, dass Ihr Körper Milch für mehrere Kinder bilden kann.

Als Anlegeposition geeignet ist der Rückengriff (s. S. 33). Sie müssen dabei nur rechts und links Ihrer Hüfte gut mit Kissen abpolstern. Bei kleineren Kindern gut anwendbar ist auch die Parallelhaltung. Hier wird das kleinere Baby gut gestützt in der Wiegehaltung angelegt und das größere Baby in den Rückengriff gebracht. Der Kopf hat dann Kontakt zu den Beinen des kleineren. Der Name Parallelhaltung kommt daher, dass Kopf und Körper beider Babys in die gleiche Richtung zeigen.

Parallelhaltung.

Bei Drillingen ist es sinnvoll, so bald wie möglich zwei Kinder gleichzeitig zu stillen und dann zu schauen, wie Sie es mit dem Dritten handhaben. Lassen Sie sich durch das folgende Beispiel ermutigen.

Erfahrungsbericht: die Drillinge Jennifer, Julia und Justine
Unsere drei wurden in der 33. Schwangerschaftswoche mit Kaiserschnitt entbunden. Die Schwestern der Wochenstation brachten mir schon am ersten Tag eine Pumpe und erklärten mir, wie ich vorzugehen hätte, um die Milchbildung anzuregen. Die ersten Male hatte ich eine Handpumpe mit einem roten Ballon zum Zusammendrücken, ab dem zweiten Tag erhielt ich eine elektrische Milchpumpe. Beide Pumpen behagten mir nicht, und ich hatte das Gefühl, dass ich keine Milch bilden kann. Das Foto meiner Kinder löste eher Befremden aus als Muttergefühle.

Besser wurde es, als ich meine drei dann endlich besuchen und Jennifer zum Kängu-ruhn herausnehmen durfte. Wir machten auch den ersten Stillversuch. Die Stillberaterin zeigte mir, wie ich etwas Milch abdrücken konnte, und dann begann Jennifer diese abzulecken und sog. Das war für mich der schönste Moment.

Die Stillberaterin sprach mit mir nochmals das Abpumpen durch, schrieb mir auf, welche Pumpe ich ausleihen sollte, und zeigte mir die Handhabung vom Doppelabpumpset. Es tropfte Milch, und ich hatte das Gefühl: „Jetzt – jetzt kann ich es schaffen."

Ich habe mich nach weiteren drei Tagen aus der Entbindungsklinik nach Hause entlassen lassen und zu Hause probiert, wie ich am besten mit dem Pumpen klar komme. Bei der elektrischen Pumpe hatte ich Probleme, Milch fließen zu lassen. Mit der Verwendung des Zubehörsets als Kolbenhandpumpe kam ich dagegen super zurecht. Milch floss bald in Strömen, und ich pumpte mit dieser Handpumpe über vier Monate adäquate Milchmengen für meine drei. Jennifer konnte bald immer, wenn ich in der Klinik war, von mir voll gestillt werden. Die anderen zwei hatten noch Operationen zu überstehen, und es dauerte lange, bis ich sie anlegen konnte, doch auch diese zwei schafften es, noch einige Zeit voll gestillt zu werden.

Theresia M.

Beobachtungsbogen zum Stillverhalten

Der folgende Beobachtungsbogen hilft Müttern, ihr Kind und die Entwicklung seines Saugverhaltens besser zu beobachten. Sie sehen, dass es in jeder Sparte um das Heranreifen von Fähigkeiten geht und dass für das erfolgreiche Stillen die Koordination aller Komponenten erforderlich ist.

Beobachtetes Verhalten	Reifestadium	Beurteilungsskala
Suchbewegungen	Keine Suchbewegungen	0
	Zeigte einige Suchbewegungen	1
	Zeigte deutliche Suchbewegungen	2
Erfassen der Brust	Mund berührt Brustwarze	0
	Erfasst Teil der Brustspitze	1
	Erfasst nur die Brustspitze, keinen Warzenhof	2
	Erfasst Brustspitze und einen Teil des Warzenhofes	3
Erfassen und Halten der Brust	Kein Erfassen der Brust	0
	Blieb an der Brust weniger als 5 Minuten	1
	Blieb für 6–10 Minuten an der Brust	2
	Blieb für 11–15 Minuten an der Brust	3
Saugen	Kein Saugen oder Lecken	0
	Lecken oder Schmecken, aber kein Saugen	1
	Einzelne Saugbewegungen,	

	gelegentliche Saugintervalle (2–9 Bewegungen)	2
	Wiederholte kurze Saugintervalle, gelegentlich mehr als 10	3
	Wiederholte lange Saugintervalle (mehrere hintereinander)	4
Längste Saugintervalle	1–5 aufeinander folgende Saugbewegungen	0
	6–10 aufeinander folgende Saugbewegungen	2
	11–15 aufeinander folgende Saugbewegungen	3
	16–20 aufeinander folgende Saugbewegungen	4
	21–25 aufeinander folgende Saugbewegungen	5
	mehr als 26 aufeinander folgende Saugbewegungen	6
Schluckbewegungen	Schluckbewegungen bemerkbar	0
	Gelegentliche Schluckbewegungen	1
	Wiederholte Schluckbewegungen	2

Wichtige Hilfsmittel

Brustwarzenformer

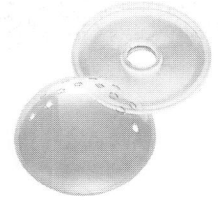

Er ist ein sinnvolles Hilfsmittel bei Flach-, Schlupf- und Hohlwarzen und übt leichten Druck auf die Brustwarze aus, die durch eine kleine Öffnung im inneren Ring hervortreten kann. Wenn Sie ihn etwa 30 Minuten vor dem Stillen in den BH legen, treten die Brustwarzen zu 99 % hervor. Wenn Ihr BH zu eng ist, wird der Druck zu massiv.

Am angenehmsten ist der Brustwarzenformer von Medela, weil er einen flexiblen Innenring aus Silikon hat.

Er wurde speziell für Lippen-Kiefer-Gaumenspalten-Babys entwickelt. Auch saugschwache Kinder kommen gut mit ihm zurecht. Mit ihm können Sie die Fließgeschwindigkeit der Milch über ein Ventil in drei Stufen regulieren, und er lässt sich luftleer füllen, sodass Ihr Baby keine Luft schluckt. Bisher muss dieser Spezialsauger (nur von Medela) in der Apotheke bestellt werden.

Haberman-feeder

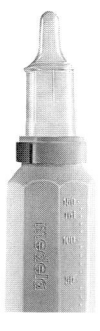

Wenn Ihre Milch ausläuft und Stilleinlagen ruckzuck nass sind, kann die Milchauffangschale hilfreich sein. Solange allerdings Ihr BH nicht groß genug ist, wird sein Gegendruck das Auslaufen der Milch unterstützen. Sie können in der Milchauffangschale auch auslaufende Milch sammeln.

Milchauffangschale

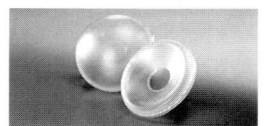

Halten Sie die Brust gut trocken. Dazu dienen Stilleinlagen, die nicht allein groß genug, sondern auch atmungsaktiv und wieder verwendbar sind.

Einlagen aus Zellstoff sind nur eingeschränkt zu empfehlen: Sie bieten Bakterien Nährboden, kleben oft an der Brustwarze und verletzen sie, und häufig wurde auch eine Plastikfolie eingearbeitet, die nicht atmungsaktiv ist. Baumwollstilleinlagen, z. B. große Stoff-Taschentücher, sind gut geeignet. Nach jedem Gebrauch müssen Sie diese Stilleinlagen waschen. Wolle-Seide-Stilleinlagen sind groß, atmungsaktiv, wärmen und saugen viel Flüssigkeit auf. Sie können sie einfach trocknen lassen – die Eiweißfaser lässt kein Bakterienwachstum zu. Allenfalls drücken Sie sie in lauwarmem Wasser aus.

Stilleinlagen

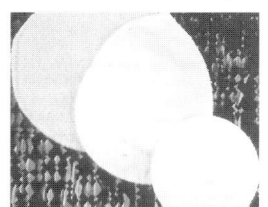

Früher wurden Stillhütchen bei Brustwarzenproblemen eingesetzt. Heute wissen wir, dass damit ein falsches Saugverhalten auslösen kann und es sinnvoller ist, Brustwarzenformer (s. S. 38) zu verwenden. Trotzdem sind Stillhütchen für viele kranke wie auch frühgeborene Kinder manchmal eine Brücke zur Brust. Wichtig ist, dass Sie ein ganz dünnes Stillhütchen aus Silikon verwenden. Es gibt sie in zwei Größen. Vor allem wenn Babys schon an den Flaschensauger gewöhnt sind, kann ein Stillhütchen ihnen ein ähnliches Gefühl vermitteln wie der Flaschensauger.

Stillhütchen

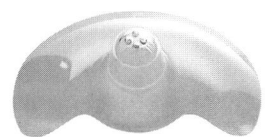

Tipp!

Setzen Sie das Stillhütchen so auf, dass die halb offene Seite auf den Unterkiefer zeigt und so aktiver Brustkontakt besteht. Je mehr Erfolg das Baby an der Brust hat, desto häufiger sollten Sie versuchen, das Stillhütchen wegzulassen oder beim Stillen zu entfernen, z. B. in einer Saugpause. Notfalls können Sie Ihr Baby auch mit Stillhütchen erfolgreich stillen. Achten Sie darauf, dass es sich nicht eine Art „Strohhalmsaugen" angewöhnt (s. S. 52). Um sicher zu gehen, dass die Milchbildung nicht zurückgeht, achten Sie besonders genau darauf, dass Ihr Baby an Gewicht zunimmt, und regen Sie die Milchbildung weiter mit der Pumpe an.

Das Stillhütchen muss nach jedem Gebrauch mit heißem Wasser und Spülmittel abgewaschen und drei Minuten lang ausgekocht werden.

Häufige Fragen

Tipp!

Wie soll ich mich in der Stillzeit ernähren?
All das, was Sie schon immer gern gegessen und gut vertragen haben, können Sie weiter essen. Durch die Produktion von Muttermilch benötigen Sie ca. 500 kcal mehr als zuvor, vor allem Mineralstoffe und Spurenelemente, Vitamine und essenzielle Fettsäuren.

Trinken nach Durst ist das oberste Gebot in der Stillzeit. Einige Getränke wirken sich positiv auf die Milchbildung aus. Versuchen Sie milde Säfte, Kräutertees, Erdbeerblättertee, Milch-Malzkaffee, alkoholfreies Bier, Gerstentrunk, Karottensaft, 2–3 Tassen Milchbildungstee (s. S. 80), stilles Mineralwasser, auch Kaffee oder Schwarztee und geringe Mengen Alkohol, z. B. ein Glas Sekt.

Welche Bedeutung hat die orale Nahrungsaufnahme, z. B. Mundpflege mit Muttermilch oder auch das Ablecken eines Tropfen Muttermilch beim Kängu-ruhn?
Mit der oralen Ernährung sollte so früh wie möglich begonnen werden. Im letzten Schwangerschaftsdrittel trinkt der Fetus ca. 500 ml/Tag. Nahrung stimuliert den Aufbau der Magen-Darm-Funktionen und die Ausschüttung spezieller Hormone.

Ab wann darf das Baby an die Brust?
Sobald Ihr Kind im Wachzustand eine stabile Atmung, Herzfrequenz und Sauerstoffsättigung aufweist, können Sie mit Stillversuchen beginnen (s. S. 21) und diese Versuche mit dem Füllen des Magens durch Aufsondieren belohnen. Das motiviert das Baby, aktiv zu saugen.

Warum trinkt mein Kind auf einmal viel mehr als sonst?
Ihr Kind durchläuft mehrere Wachstumsschübe: um den zehnten Tag herum, nach sechs Wochen und nach zehn bis zwölf Wochen. Sie beobachten in dieser Zeit, dass Ihr Baby wieder häufiger an die Brust möchte. Wenn Sie auf seine Wünsche eingehen, erhöht es mittels Nachfrage Ihr Milchangebot. Bitte füttern Sie nicht zu, gönnen Sie sich lieber mehr Ruhe. Ein paar Tage später liegen die Stillmahlzeiten wieder weiter auseinander.

Muss mein Kind erst lernen, aus der Flasche zu saugen, bevor ich es anlegen kann?
Jahrelang ging man davon aus, dass Trinken an der Brust anstrengender sei als Saugen aus der Flasche. Das Gegenteil ist richtig! Neuere Forschungsergebnisse belegen, dass Babys Atmung und Saugen an der Brust besser koordinieren können als an der Flasche.

Babys, die an das Flaschensaugen gewöhnt wurden, brauchen oft länger, bis sie an der Brust Erfolg haben. Vielen hilft dann im Übergang zum Bruststillen ein Stillhütchen (s. S. 39). Eine ganz neue Studie belegt, dass der Übergang erfolgreicher verläuft, wenn man ganz auf die Flasche verzichtet und stattdessen aufsondiert bzw. mit anderen Methoden wie dem Becher Nahrung gibt.

Wie viel Zeit habe ich für einen Stillversuch?
Diese Frage ist schwer zu beantworten. Alles hängt von den Fähigkeiten Ihres Babys ab und ob es aktiv ist oder schläft.

Wenn Sie Ihre ersten Stillversuche und Anlegeversuche starten, sollten Sie Zeit mitbringen. Hilfreich ist es herauszufinden, zu welcher Tageszeit Ihr Baby am aktivsten und wachsten ist. Das ist der beste Zeitpunkt. Wenn Ihr Baby aktiv ist und Saugbewegungen zeigt,

Es gibt kein striktes Schema – zehn Minuten reichen in der Regel nicht aus.

41

legen Sie es an und lassen es an der Brust saugen. Es geht nicht ums Trinken, lediglich um ein Beruhigungssaugen.

Sie werden lernen zu beurteilen, wann Ihr Baby saugt und wann es schläft. Anfangs vergeht Zeit, bis es wach und aktiv wird. Sie können es stimulieren, indem Sie etwas Muttermilch ausdrücken. Wenn Ihr Baby saugschwach ist, sollten Sie den Milchspendereflex schon vorher aktivieren. Wenn es kleine Mengen trinkt, können Sie vorher schon schon etwas Vordermilch abpumpen (s. S. 22), damit es von Anfang kalorienreichere Milch saugt. Ein schlafendes Baby sollten Sie wecken. Wichtig ist nur, dass das Baby die Möglichkeiten entdeckt, die Sie ihm bieten.

Muss ich mein Kind vorher und nachher wiegen?
Kranke und frühgeborene Kinder werden in der Klinik vor und nach dem Stillen gewogen und zeitweise auch nach Zeitschema ernährt, um zu gewährleisten, dass sie genug Kalorien bekommen. Gerade bei Frühgeborenen möchte man die Gewichtszunahme erreichen. Wenn eine Magensonde liegt, können Sie auch hierüber kontrollieren, ob Milch aufgenommen wurde.

Auch wenn das Baby anhaltender saugt und schluckt, wird man es in der Kinderklinik weiter wiegen. Sobald Ihr Teilstillen sich zum Vollstillen weiterentwickelt und das Baby nach Bedarf angelegt werden kann, wird nur noch einmal täglich gewogen. So sollten Sie es auch in der ersten Zeit zu Hause halten, einfach um einen Anhalt zu haben, dass das Baby effektiv saugt, seinen Bedarf deckt und stetig zunimmt. Ihr Ziel sollte immer das Stillen nach Bedarf sein.

Wie viel muss ein Baby zunehmen?
Die Weltgesundheitsorganisation arbeitet an Gewichtstabellen für gestillte Kinder, da hier ein signifikanter Unterschied zur Gewichtsentwicklung vom flaschengefütterten Kind festgestellt wurde.

Wenn Ihr Kind stetig zunimmt, rege ist und sich im Ganzen gut entwickelt, besteht kein Grund zur Beunruhigung.

Eine alte Faustregel besagt, ein Kind solle das Geburtsgewicht innerhalb von zwei bis drei Wochen nach der Geburt wieder erlangen. Von da an nimmt ein Baby innerhalb von vier Wochen mindestens 500 g zu. Etwa ab dem vierten Lebensmonat verlangsamen gestillte Kinder diesen Rhythmus und legen ca. 400 g in vier Wochen zu. Im zweiten Lebenshalbjahr ist eine wöchentliche Gewichtszunahme ab 45 g in Ordnung, ohne dass zugefüttert werden muss.

Wie oft soll ich anlegen?
Beginnen Sie mit einem Stillversuch pro Tag. Wenn Ihr Baby aktiv an der Brust saugt, können Sie im Tagesverlauf mehrere Anlegeversuche machen. Manchmal ist es hilfreich, die berechnete erforderliche Tagesmenge durch die Menge, die Ihr Baby auf einmal trinken kann, zu teilen und auszurechnen, wie häufig es angelegt werden müsste, um ausschliesslich gestillt zu werden. Wenn Sie das Anlegen nach diesem Bedarf richten können, ist das Abweichen von einem strikten Zeitschema hilfreich. Oft haben wir beobachtet, dass man manchen Kindern nicht sechs, sondern z. B. acht Mahlzeiten am Tag geben musste.

Tipp!

Erfahrungsbericht: Karin, zu früh geboren
Karin wurde in der 25. Schwangerschaftswoche spontan geboren. Sie wog 650 g und war 30 cm groß. Ich begann am nächsten Tag mit dem Abpumpen – nach anfänglichen mühsamen Tropfen klappte es nach einigen Tagen recht gut.

Etwa acht Wochen später, mit knapp 1000 g, hat Karin das erste Mal 10 g an der Brust getrunken. Ich legte sie nun täglich einmal an. Erst als sie 1500 g wog, begann ich, sie mehrmals am Tag anzulegen. Wenn es Karin schlechter ging, bildete ich weniger Milch, und dann versuchte ich, die Milchbildung durch Pumpen alle zwei Stunden wieder anzuregen.

Da sie aus der Flasche sehr gut trank, hatte ich Sorge, dass sie meine Brust ganz ablehnen könnte. Deshalb nahm ich mir morgens und abends bei meinen Besuchen volle zwei Stunden Zeit, um sie zum Trinken zu bewegen. So zog sich das hin, bis unser Entlassungstermin nach langen fünf Monaten anstand. Karin trank zu dem Zeitpunkt zwischen 10 und 20 ml an der Brust. Sie hatte noch immer eine Sonde liegen, da sie inzwischen die Flasche verweigerte und an der Brust nicht ausreichend sog. An Gewicht nahm sie etwa 125 g pro Woche zu. „Könnte besser sein", meinte der Oberarzt.

Zu Hause haben wir in den ersten Tagen angelegt und aufsondiert, und ich habe weiter gepumpt. Als sie nach fünf Tagen die Sonde erbrach, rief ich meine Hebamme um Hilfe. Wir wagten den Versuch, sie alle zwei Stunden anzulegen. Die Hebamme kam täglich, um Gewicht und Urin zu kontrollieren. Es war stressig, aber nach weiteren vier Tagen hatten wir es geschafft. Karin trank alles, was sie brauchte, aus der Brust.

Susanne N.

Wie bald kann ich nach der Entlassung nach Hause auf Anlegen nach Bedarf umstellen?

Hier gibt es mehrere Möglichkeiten, also keine pauschale Antwort.

Ihr Baby wurde in der Klinik schon nach Bedarf gestillt? Dann ist das Stillen nach Bedarf zu Hause kein Problem.

Ihr Baby wurde in der Klinik teilgestillt – schafft aber ganze Stillmahlzeiten, wenn es angelegt wird? Sie pumpen so viel Muttermilch ab, dass der Tagesbedarf gedeckt werden kann? Dann ist das Stillen nach Bedarf zu Hause kein Problem. Sie müssen nur im Übergang die Pumpmenge und -häufigkeit langsam zurückfahren, weil Ihre tägliche Abpumpmenge vielleicht weit über dem Tagesbedarf Ihres Kindes liegt (s. S. 90).

Das Baby trank bis zur Entlassung keine vollen Stillmahlzeiten, sondern lediglich 40–50 ml bei jedem Anlegen?

Hier müssen Sie den errechneten Tagesbedarf zugrunde legen und errechnen, wie oft das Baby im Lauf von 24 Stunden angelegt werden müsste, um satt zu sein. Es ist sinnvoll, die gestillten Mengen anfangs mindestens einmal täglich aufzuschreiben. Eine Beraterin kann Sie unterstützen.

Das Baby saugt nur 5 ml bei jedem Anlegen?

Hier sollten Sie tatsächlich die Zufütterung von Muttermilch über das Brusternährungsset einsetzen. Vielleicht hilft auch die orale Stimulation zur Behebung der Saugschwäche (s. S. 55/56). Durch konsequentes Anlegen, Pumpen und Wiegen können Sie erreichen, dass Ihr Kind bei zunehmender Reifung seine Milchaufnahme steigert. Achten Sie auf die Symptome, die ich Ihnen auf S. 96 beschreibe. Lassen Sie sich beraten.

Wunde Brustwarzen?
Wunde Region im Übergang zwischen Brustwarze und Warzenhof: Ihr Baby erfasst die Brust nicht richtig, es nuckelt an der Warze (Saugverwirrung?).

Tipp!

Wunde Warzenspitze, evtl. horizontaler roter Strich: Beim Erfassen ist die Brustwarze zu weit nach oben gerichtet, sie reibt am Gaumen. Oder das Zungenbändchen ist zu kurz (s. S. 104). Oder die Zunge liegt falsch – das Kind stößt sie heraus.

Wunde Region im unteren Bereich der Brustwarze: Das Kind erfasst die Brust nicht richtig. Es hat die Unterlippe eingezogen und saugt an ihr. Abhilfe: die Unterlippe vorsichtig herausziehen.

Wunde Region im oberen Brustwarzenbereich: Das Baby ist nicht korrekt angelegt. Seine eingezogenen Lippen verursachen kleine Verletzungen.

Die Warzenspitze ist weiß: Das Baby hat einen starken Beißreflex, s. S. 95. Weitere Ursachen für wunde Brustwarzen: Ekzem, Soor (s. S. 84 und S. 88).

Stillstreik – Brustverweigerung?
Plötzlich sträubt das Baby sich gegen das Angelegt-Werden. Mögliche Ursachen sind Hektik und Stress, Geschmacksveränderungen durch Nahrungsmittel, Geruchsveränderungen Ihrerseits, die wieder einsetzende Menstruation oder eine Brustentzündung. Nehmen Sie sich Zeit zum Schmusen, legen Sie das Baby Haut auf Haut und lassen Sie es mit der Brust spielen.

Versuchen Sie, das Baby liebevoll zum Trinken zu ermutigen. Sie können Milch abdrücken oder abpumpen und mit Becher und Löffel anbieten.

Wieso hat mein Kind keinen Stuhlgang?
In den ersten Wochen haben Babys ein- bis mehrmals Stuhlgang am Tag. Dann kann es sein, dass nur einmal innerhalb von 14 Tagen etwas kommt. Der Muttermilch-Stuhlgang ist dünnflüssig bis breiig, goldgelb bis grünlich, kann helle Klümpchen aufweisen und riecht fade süß. Medikamente wie Eisen, Fluor oder Vitamine können ihn verändern.

Muss ich Angst haben, mein Baby zu verwöhnen?
Sie können Ihr Kind gar nicht verwöhnen, wenn Sie ihm Wärme, Geborgenheit und Liebe geben. Im ersten Lebensjahr müssen Bedürfnisse erfüllt werden, damit das Urvertrauen sich aufbauen kann.

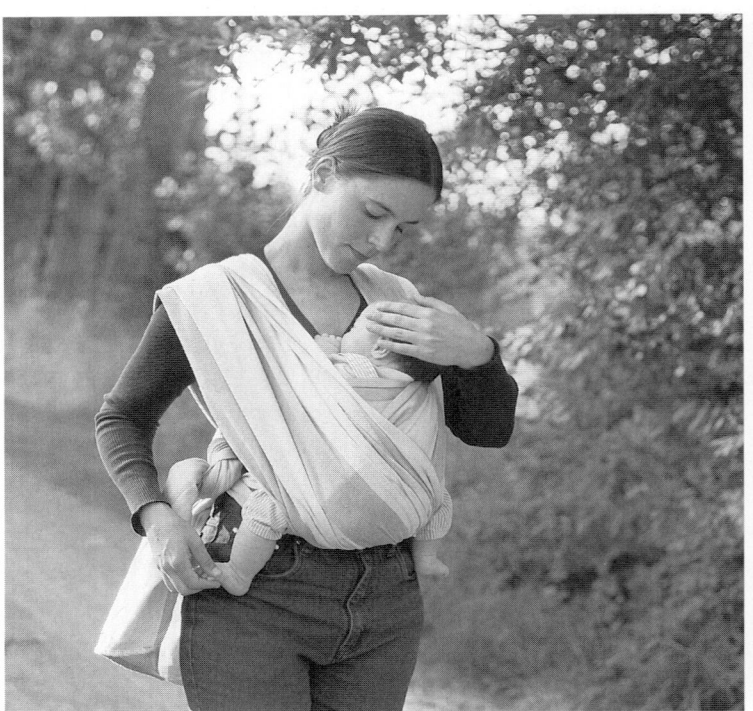

Muttermilch statt Flaschenfütterung – so gehts

Manche Babys geraten durch künstliche Sauger in „Saugverwirrung", sodass sie nicht mehr richtig an der Brust saugen.

Viele frühgeborene oder kranke Babys müssen anfangs in regelmäßigen Abständen Nahrung über die Sonde bekommen. Sobald sie die 29./30. Schwangerschaftswoche erreichen, können sie auf Mahlzeiten umgestellt werden, die man ihnen alle zwei bis drei Stunden gibt. Diese Mahlzeiten werden heute vorzugsweise über einen Löffel oder Becher angeboten oder über eine der Möglichkeiten, die ich Ihnen

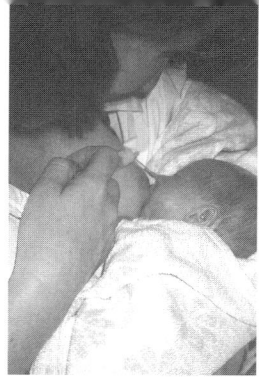

jetzt vorstelle. Es gibt mehrere Gründe, warum man Ihnen davon abraten wird, die Flasche zu geben. Erstens kann sich der Gesundheitszustand des Kindes verschlechtern, denn gestillte Kinder können besser Atem holen. Zweitens ist der Übergang von der Sondenernährung zur Brusternährung einfacher, wenn er über die „Brücke Becher" angegangen wird.

Sondieren an der Brust

Pipette / Löffel

Hier wird dem Kind über Pipette oder weiche Spritze Nahrung in den Mund geträufelt. Das kann mit der Sondenernährung als orale Stimulation verbunden werden, damit Lipase zur Fettverdauung abgegeben wird (s. S. 20). Sinnvoll ist das Träufeln auch bei den Stillversuchen, um das Baby zum Saugen anzuregen und ihm die Aufnahme von Milch zu erleichtern.

Träufeln Sie einige Tropfen Muttermilch in den Mundwinkel des Babys.

Becher / Löffel

Frühgeborene (ab der 30. Schwangerschaftswoche) und kranke Kinder können viel eher vom Löffel bzw. Becher lecken als an Brust oder Flasche saugen. Nutzen Sie diese Fähigkeit, damit die Entwöhnung von der Magensonde zu einem früheren Zeitpunkt erfolgen kann. Voraussetzung für die Entfernung der Sonde: Mindestens drei Mahlzeiten per Becher.

Anfangs lecken die Kinder die kleinen Mengen, wenige Milliliter, wie Katzen, später trinken sie schlückchenweise.

Kranke Neugeborene, die saugschwach und schläfrig sind oder Probleme mit der Koordination von Saugen, Schlucken, Atmen haben, auch Kinder mit Herzfehlern und mangelgeborene Babys sowie Babys mit neurologischen Störungen wie der Hypertonie akzeptieren den Becher oft besser. Sogar Kinder mit Fehlbildungen im Mundbereich – z. B. Lippen-, Kiefer- und Gaumenspalte – können eher Nahrung über Löffel oder Becher aufnehmen als über Flasche und Brust.

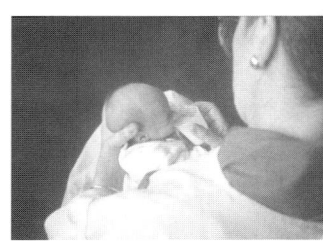

Füllen Sie den Becher halb mit Muttermilch und halten Sie das Baby aufrecht. Setzen Sie den Becher auf der Unterlippe auf. Die Mundecken werden durch den Becher berührt – keinen Druck ausüben! Dann neigen Sie ihn so, dass der Flüssigkeitsspiegel die Lippen berührt. Das Baby wird wacher und öffnet den Mund weit, schiebt die Zunge heraus und beginnt, zu lecken oder zu schlürfen. Reif gebore-

Tipp!

ne Babys sabbern, weil sie Schlückchen nehmen. Schütten Sie keine Milch in den Mund! Halten Sie lediglich den Becher so, dass das Baby die Milch selber herausnimmt. Sobald Sie den Becher wegnehmen, wird Ihnen das Baby – falls es noch nicht satt ist – seine Zunge herausstrecken und aktiv suchen.

Wenn das Baby satt ist, hört es auf zu trinken. Häufig schläft es ein. Wenn es zu wenig trinkt, bieten Sie ihm häufiger kleine Mengen an.

Brusternährungsset

Dieses Set wurde zum Stillen von Adoptivkindern entwickelt.

Das Brusternährungsset stimuliert Ihre Brust durch das Saugen des Kindes, das gleichzeitig Nahrung aus einer anderen Quelle aufnimmt.

Das Set eignet sich für Sie, wenn Sie zu wenig Milch haben oder wenn Ihr Kind zu langsam zunimmt. Auch saugschwache Babys lassen sich oft durch das Brusternährungsset aktivieren. Das Set ist außerdem sinnvoll, wenn Sie abgestillt haben und wieder stillen möchten.

Sie brauchen Becher oder Flasche, evtl. einen Sauger und eine feine Magensonde (oder einen Butterflyschlauch). In das Schlauchende, welches in den Mund des Babys kommt, schneiden Sie seitlich ein Loch, falls keine Perforation vorhanden ist.

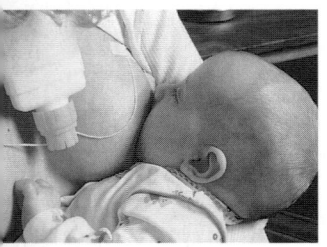

Befestigen Sie das Ende der Sonde, die in den Mund des Babys gehen soll, so an der Brust, dass die Spitze der Sonde etwa 2 cm über die Brustwarze hinausragt. Kleben Sie dann den Sondenschlauch so fest, dass sein Ende über den Mundwinkel des Babys mit eingezogen wird. Das andere Ende der Sonde stecken Sie in den Becher oder die Flasche, die bis zur Hälfte mit abgepumpter Muttermilch gefüllt ist. Wenn Sie eine Flasche verwenden, können Sie auch einen Einmalsauger aufsetzen und seine Öffnung aufschneiden, um die Sonde hindurchzufädeln. Dieser „Verschluss" der Flasche gibt Ihnen mehr Sicherheit bei der Handhabung.

Kontrollieren Sie den Milchfluss so, dass das Baby etwa 30 Minuten pro Mahlzeit saugt. Je höher Sie das Milchgefäß halten, umso schneller fließt die Milch – und umgekehrt. Wenn Sie keine feine Magensonde haben, können Sie die Öffnung und die Fließgeschwindigkeit verändern, indem Sie einen Knoten oder eine Büroklammer anbringen. Das Baby saugt erst die Milch aus der Brust und dann

48

die Milch aus dem Gefäß. Achten Sie darauf, dass es korrekt saugt (s. S. 52).

Das Brusternährungsset der Firma Medela enthält Schläuche von unterschiedlicher Weite. Sie können sich die Flasche um den Hals hängen und die gewünschte Länge einstellen. Das Reinigen des Sets ist etwas aufwändiger, weil mehr Einzelteile mit heißem Wasser und Spülmittel gereinigt und ausgekocht werden müssen. In der Klinik wird es manchmal in Desinfektionslösung eingelegt oder vaporisiert.

Tipp!

Erfahrungsbericht: Felix, Down-Syndrom

Ich habe einfach versucht, Felix anzulegen. Die Laktationsberaterin zeigte mir verschiedene Möglichkeiten, z. B. den DanCer Griff (s. S. 32). Aber irgendwie schafften wir beide das nicht. So einigten wir uns darauf, ein halboffenes, kleines Stillhütchen auszuprobieren. Das hat Felix geholfen – von da an bekam er bei seinen Saugbemühungen wirklich Milch ab. Becherfütterung statt Flasche nach dem Füttern war ein weiterer Versuch. Aber Felix bewegte sein Zunge zu träge – das schaffte er nicht. Dann versuchten wir das Brusternährungsset mit einer Magensonde. Mit ihm sind wir auch nach Hause gegangen. Zugegeben – Stillhütchen und das Hantieren mit dem Brusternährungsset waren nicht immer einfach, aber Felix belohnte meine Mühe. Er schaffte es, seine ganze Menge ohne Flaschengabe zu saugen – und nach zwei Wochen zu Hause brauchte er das Brusternährungsset nicht mehr. Er sog alles aus der Brust, anfangs noch mit Stillhütchen, dann ohne. Wir haben allen Skeptikern bewiesen, dass es geht, und sind ungemein stolz.

Marina P.

Fingerfüttern

Durch das Füttern mit Finger und Fingerfeeder werden Sie den Saugreflex stimulieren und die Zungenbewegung kontrollieren. Ihr Baby kann sich dabei das korrekte Saugverhalten angewöhnen – leider auch ein unkorrektes. Gesunde Babys reagieren manchmal mit Saugverwirrung auf die Fingerfütterung, das ist die Gefahr dieser Methode. Im Gegensatz dazu kann das Fingerfüttern kranken und behinderten Kindern zu einer stärkeren Muskulatur im Mundbereich und korrek-

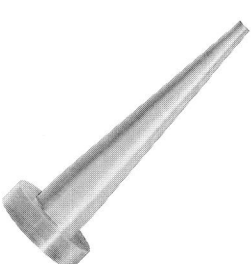

Fingerfüttern ist eine Methode, die etwas Übung fordert. Lassen Sie sich durch eine Fachkraft einarbeiten.

49

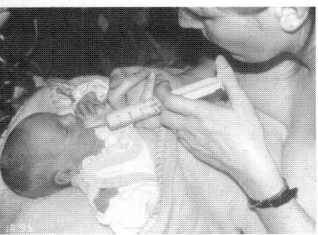

terer Zungenhaltung, letztlich zur richtigen Saugtechnik verhelfen. Gute Erfolge verzeichnet diese Methode bei Kindern mit Lippen-Kiefer-Gaumenspalte, Pierre-Robin-Syndrom, bei hypotonen Kindern, z. B. mit Down Syndrom, und bei Kindern mit Saugschwäche.

Und so wirds gemacht: Wichtig ist immer die vorausgehende sanfte orale Stimulation im Wangenbereich und Lippenbereich. Dann befestigen Sie den Fingerfeeder (s. S. 49) oder ein Stück Sondenschlauch/ Butterflyschlauch oder Ähnliches an einer mit Muttermilch gefüllten 10-ml-Spritze. Ihre Fingerkuppe, nicht das Hilfsmittel, soll den Saugreflexpunkt stimulieren. Führen Sie einen Finger, der in etwa der Größe der Brustwarze entspricht, vorsichtig in den Mund Ihres Kindes. Der Fingernagel zeigt zu seiner Zunge. Durch die Saugbewegungen wird Ihr Finger tiefer eingezogen. Sobald sie sie spüren, schieben Sie den Fingerfeeder sanft neben dem Finger in den Mundwinkel und geben kleine Milchmengen (0,8 ml) als Belohnung für korrektes Saugen ein.

Abstillen

Wenn Sie allmählich abstillen, brauchen Sie keine Medikamente. Sie können die Milchproduktion durch ein bis drei Tassen Salbeitee pro Tag eindämmen und das Spannen in der Brust durch eine warme Dusche oder das Abdrücken von wenig Milch erleichtern. Anschließend helfen Kühle und ein straffer BH.

Frühes Abstillen
Auch hier kommen Sie wahrscheinlich ohne Medikamente aus, wenn Sie die Brust kühlen, einen straffen BH tragen oder die Brust hochbinden, Salbeitee trinken und evtl. homöopathische Mittel (Phytolacca) nehmen. Versuchen Sie nicht, weniger zu trinken, als Sie möchten – diese Quälerei sollten Sie sich nicht antun.

So lernen Babys trinken

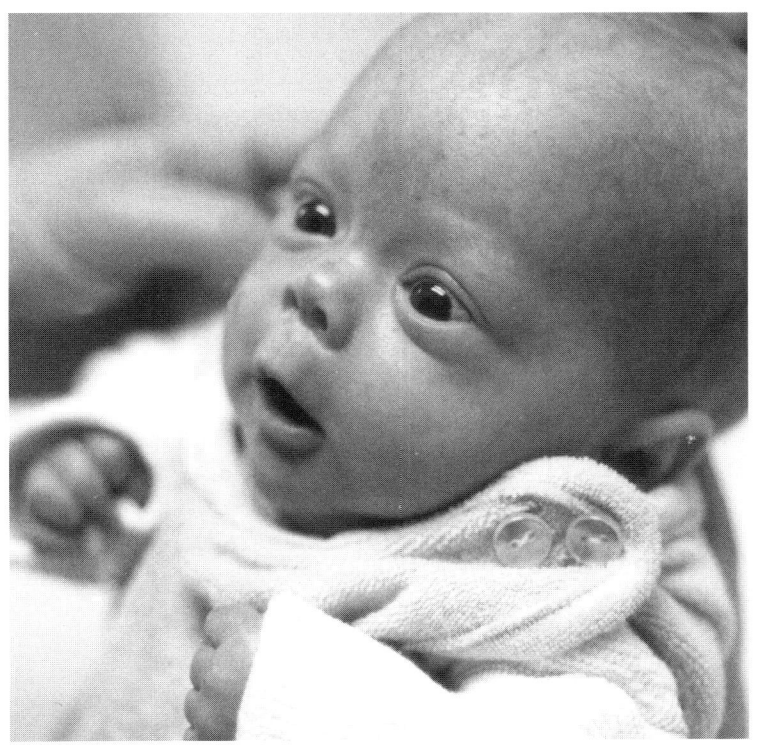

Helfen Sie Ihrem Kind, seine Fähigkeiten zu entdecken und zu entwickeln!

Woran sehen Sie, ob Ihr Baby wirklich korrekt saugt?

Korrektes Saugen	Unkorrektes Saugen
Der Mund ist weit geöffnet	Der Mund ist nur wenig geöffnet
Die Unterlippe ist nach außen gestülpt	Die Unterlippe ist eingezogen
Das Kinn berührt die Brust	Das Kinn ist fern der Brust
Die Nase ist nahe der Brust, berührt sie eventuell, ist frei zum Atmen	Die Nase kann frei sein oder sich in die Brust vergraben, sodass Atmen nicht möglich ist
Von dem Bereich unterhalb des Warzenhofes, der im Unterkieferbereich des Babys liegt, ist mehr erfasst als vom oberen	Es wird kein Warzenhof miterfasst oder mehr vom oberhalb liegenden Warzenhof
Die Wangen sind beim Saugen prall – Pustebacken	Die Wangen werden beim Saugen eingezogen – „Strohhalmsaugen"
Das Baby saugt anfangs hektisch, dann wird es ruhiger, der Unterkiefer hebt und senkt sich, und es trinkt tiefe Schlucke	Das Baby verändert sein Saugmuster nicht, es saugt mit kurzen hektischen Bewegungen
Das Ansaugen kann anfangs weh tun, der Schmerz lässt dann nach, und ein angenehmes Gefühl stellt sich ein	Das unkorrekte Saugen bereitet Schmerzen, die Brustwarzen werden rissig und wund

Drei Reflexe steuern das Saugverhalten des Neugeborenen

Ein reifes, gesundes Neugeborenes verfügt über angeborene Reflexe. Es kann sich selbstständig vom Bauch zur Brust bewegen, dort mit dem Suchreflex die Brustwarze dazu bringen, dass sie sich aufrichtet, und den Milchspendereflex anregen. Es wird den Mund weit öffnen, die Zunge über die untere Zahnleiste herausschieben und aktiv Brustwarze und Brustgewebe einziehen. Um – wenn die Brustwarze den Saugreflexpunkt stimuliert – kräftig zu saugen. Sobald Milch den Mund füllt, sorgt der Schluckreflex dafür, dass die Milch in den Magen kommt.

Die Zunge legt sich wie eine Regenrinne um die mütterliche Brust, eine wellenförmige Bewegung streift die Milch aus den Milchseen. Das Baby erfasst die Brustwarze und einen Mundvoll Brust – die Brustwarze selber macht nur ein Drittel des gesamten erfassten Gewebes aus. Es trainiert beim Trinken seine Muskulatur im Gesichtsbereich und die Zungenbeweglichkeit. Der Gaumenbogen wird verbreitert, der Unterkiefer stabilisiert.

Unglaublich, diese angeborenen Fähigkeiten.

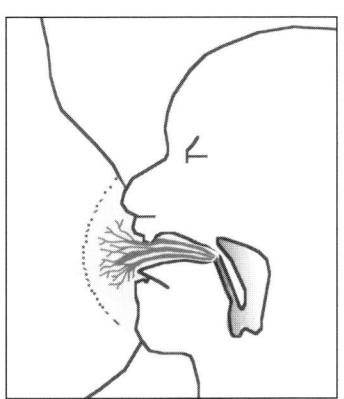

Abb. li.: Brustwarze und Mundvoll Brust füllen den Mund des Babys.

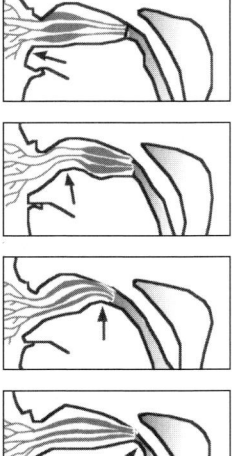

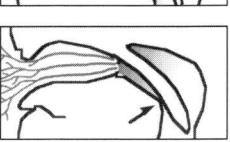

Abb. re.: 1: Der Unterkiefer hebt sich, um die Milch auszudrücken. 2: Eine peristaltische Kompressionswelle bewegt sich entlang der Zunge bis zum Rachen mit einem Druck gegen den harten Gaumen. 3 und 4: Die Milchseen werden zusammengedrückt, die Milch fließt und wird geschluckt. 5: Der Kiefer senkt sich, damit wieder Milch in die Milchseen füllen kann.

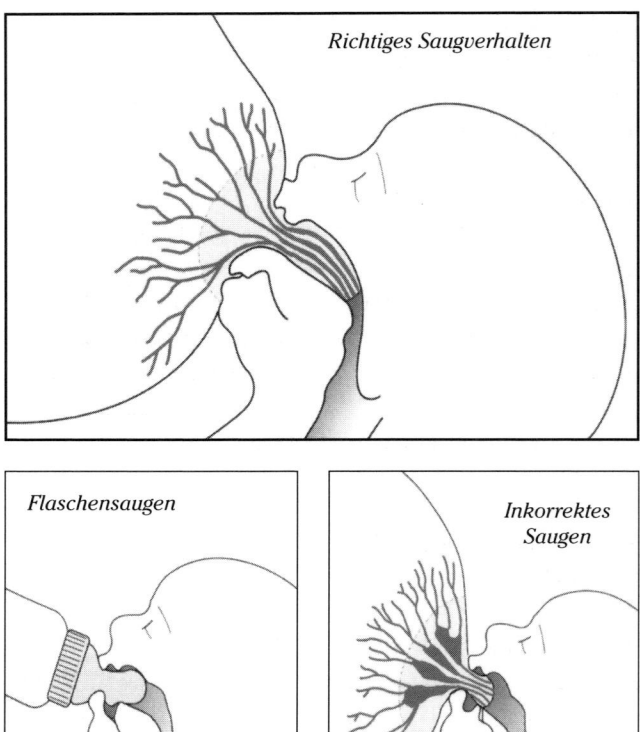

Beim frühgeborenen und kranken Kind sind diese Stillreflexe noch nicht ausgebildet, oder das Baby ist nicht in der Lage, sie einzusetzen.

Der Schluckreflex entwickelt sich zwischen der 11. und 16. Schwangerschaftswoche. Das Baby beginnt in diesem Zeitraum, Fruchtwasser zu trinken. Zwischen der 18. und 24. Schwangerschaftswoche entwickelt sich der Saugreflex. Manche Babys beginnen dann, an ihren Daumen und Fingern zu saugen. Der aktive Suchreflex bildet sich später, ungefähr um die 32. Schwangerschaftswoche herum, aus.

Die Koordinierung der Atmung ist eine Vorbedingung für das Saugen.

Die Koordinierung der Atmung klappt etwa ab der 30. Schwangerschaftswoche. Manche Babys brauchen bis zur 37 Schwangerschaftswoche und mehr. Andere Babys können aufgrund einer Muskelschwäche (Hypotonie, s. S. 96) den Mund nicht weit genug öffnen und die

Brust nicht halten.

Checkliste: Trinkt mein Kind richtig?

- Sind die Wangen prall (Pustebäckchen) oder eingezogen?
- Wo liegt die Zunge? Sie sehen sie, wenn Sie vorsichtig mit dem Finger die Unterlippe wegschieben.
- Was hören Sie? Klickende, schnalzende Geräusche weisen auf eine falsche Saugtechnik hin, oder die Brustwarze klappt gegen den Gaumen.
- Wie stark ist der Sog? Wenn alles gut ist, muss der Finger in den Mundwinkel geschoben werden, um den Sog zu lösen.
- Wie ist die Stillposition? Sind Kopf, Schulter und Hüfte des Babys eine Linie? Das ist gut.
- Liegt das Baby zu tief oder zu hoch?

Wie können Sie Ihrem saugschwachen Baby helfen?

Genießen Sie das Zusammensein mit Ihrem Kind. Dazu gehört auch, dass Sie es sich möglichst bequem machen (s. S. 31/32). Lassen Sie das Baby nun Ihre Brust erforschen, vielleicht auch versuchen, die Brust zu erfassen. Versuchen Sie, während des Stillens mit Ihrer Handfläche das Kinn des Babys zu stützen, oder wenden Sie den DanCer Griff (s. S. 32) an.

Versuchen Sie, Milchmenge und Gewichtszunahme zu vergessen!

Unabhängig von der Nahrungsaufnahme können Sie das Saugen so stimulieren: Streichen Sie mit dem Zeigefinger über beide Wangen Richtung Mund, dann mit der Fingerkuppe über die Ober- und Unterlippe. Streichen Sie dann mit Ihrer Fingerkuppe sanft über die Unterkieferzahnleiste – vielleicht belohnt das Baby Sie mit dem Hervorbringen der Zunge. Streichen Sie dann über die Oberkieferzahnleiste und wandern Sie sanft mit der Fingerkuppe den harten Gaumen lang bis zum Übergang zum weichen Gaumen. Hier befindet sich der Saugreflexpunkt. Wenn Sie ihn sanft kitzeln, erfolgt der Saugschluss. Die Zunge legt sich um Ihren Finger, und Sie können fühlen, ob die Zunge über der unteren Zahnleiste liegt. Sie können auch die einsetzenden

Tipp!

55

Saugbewegungen und Zungenbewegungen fühlen. Die Zunge übt einen wellenförmigen Druck von der Zungenspitze zum Zungengrund aus, wenn das Baby korrekt saugt.

Massagetechniken

Helfen Sie dem Baby, den Mund zu öffnen, indem Sie sanft sein Kinn nach unten ziehen oder mit der kreisenden Fingerkuppe sein Kinn stimulieren. Klopfen Sie sanft mit der Fingerkuppe um seine Ober- und Unterlippe herum, damit die Muskulatur sich stärkt. Fassen Sie mit Daumen und Zeigefinger die Wangen des Babys und ziehen Sie sie mit einer sanften Bewegung Richtung Mund. Wiederholen Sie diese Stimulation mehrmals hintereinander.

Wenn es Ihrem Baby schwer fällt, die Zunge herauszustrecken, nehmen Sie eine Stillhaltung ein, bei der der Unterkiefer automatisch nach vorne unten fällt, z. B. den Hoppe-Reiter Sitz (s. S. 34). Manchmal hilft zum Stimulieren des Zungenherausstreckens auch die Berührung der Zungenspitze. Wenn das Baby die Zunge nicht weit genug hervorbringt, nehmen Sie eine Hand des Babys, führen Sie sie zum geöffneten Mund und versuchen Sie, mit ihr über die Unterkieferzahnleiste zu streichen.

Wenn das Baby saugt, können Sie spüren, wo seine Zunge liegt. Dazu platzieren Sie Ihren Zeigefinger unter das Babykinn. Sie können das Saugen anregen, indem Sie mit dem Zeigefinger im Saugrhythmus einen leichten Druck ausüben und wieder lockern. Das Schlucken können Sie anregen, wenn Sie Ihren Finger unterhalb des Kinns quer ansetzen und mit einem leichte Druck mehrmals langsam zum Hals hin streichen.

Erfahrungsbericht: Matthias, zu früh geboren

Ich wurde mit Matthias in die Kinderklinik verlegt und konnte dort mit ihm ein Zimmer teilen. Ich wollte stillen und versuchte, ihn jedes Mal, wenn es Zeit zum Essen war, anzulegen. Matthias genoss das Schmusen an der Brust. Ich drückte einige Milchtropfen ab, er leckte sie ab. Ich sondierte die erforderliche Milchmenge, während er riechen, schmecken und lecken konnte. So handhaben wir es über eine Woche lang, Matthias machte keine Anstalten zum Saugen.

Eine Stillberaterin zeigte mir, wie ich den Mundbereich stimulieren, Saugtraining mit meinem Finger machen und Erfolge belohnen konnte. Matthias begann mit zaghaften Saugversuchen, bis er dann nach einer weiteren Woche in der Lage war, zwischen 10 und 30 ml aus der Brust zu saugen. Den Rest musste ich auffüttern, aber ich gewöhnte mir an, mit der Spritze zu träufeln, und irgendwann konnte ich ihn mit dem Brusternährungsset stillen. Es war nicht einfach, aber bis zum Entlassungstag schafften wir es, dass Matthias nicht mehr aufgefüttert werden musste.

Ute K.

Was tun, wenn das Baby beim Saugen/Stillen einschläft?

Manche Krankheitsbilder und Behinderungen gehen mit einer allgemeinen Muskelschwäche (Hypotonie) einher, z. B. Morbus Down. Schläfrigkeit ist dann oft ein Problem. Gewöhnen Sie sich an, Ihr Baby sanft zu reizen und zu wecken, damit es aktiv weiter saugt. Es ist auch wichtig, es strikt alle drei Stunden anzulegen.

Manche Babys sind ständig müde und müssen vor dem Anlegen aktiviert und stimuliert werden.

Wie wecken Sie Ihr Baby auf? Warten Sie ab, bis das Kind sich in einem leichten Schlafstadium befindet. Sie bemerken das an raschen Augenbewegungen unter den Lidern. Auch Arme und Beine bewegen sich, das Baby macht Saugbewegungen im Schlaf.

Bringen Sie das Baby in aufrechte Haltung, sprechen Sie zu ihm, legen Sie es auf den Rücken und nehmen Sie es wieder hoch. Bewegen Sie es so mehrmals auf und ab und beugen Sie sanft seine Hüfte. Sie können das Baby auch ausziehen und wickeln, um es wach zu bekommen.

Tipp!

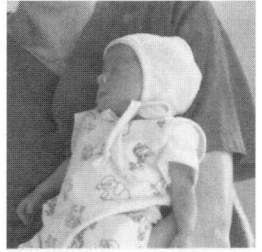

Manchmal hilft auch, das Baby auf eine harte Unterfläche zu legen, rechts und links mit Ihren Armen stabilisiert, sodass der Kopf des Babys seitlich durch Ihre Hände gestützt wird. Üben Sie einen leichten Druck auf die Unterfläche aus, und rollen Sie das Baby langsam hin und her. Bewegen Sie seine Arme und Beine hin und her.

Manche Babys reagieren auf Stimulation im Rückenbereich. Massieren Sie mit einem Fingerknöchel rechts und links der Wirbelsäule entlang. Wandern Sie mit zwei Fingerkuppen rechts und links der Wirbelsäule über den Rücken. Massieren Sie den Rückenbereich mit den Knöcheln der zur Faust geschlossenen Hand. Es kann nützlich sein, wenn Sie den Zehenbereich des Babys auszupfen und die Fußsohlen massieren oder die Handreflexzonen stimulieren, indem Sie Ihren Daumen in die Handinnenfläche des Babys legen und Kreise beschreiben.

Vielleicht ist Ihr Zimmer zu warm. Bei über 27 Grad Celsius nimmt die Saugaktivität ab. Dann ziehen Sie das Baby aus, zunächst die Socken oder die Strampelhose. Wickeln Sie ein Tuch um die Beine, sodass die nackten Füße herausschauen. Wenn es immer noch zu heiß ist, ziehen Sie da Kind bis auf die Windel aus.

Wenn das Baby beim Stillen einschläft, sollten Sie es abnehmen und versuchen, es zu wecken. Manchmal hilft das Wechseln der Stillposition z. B. vom Wiegegriff in den Rückengriff (s. S. 33) an einer Seite oder das Wechseln der Seite.

Erfahrungsbericht: Marlene, Down-Syndrom

Wenn ich nicht angefangen hätte, sie regelmäßig zu wecken, hätte sie wahrscheinlich den ganzen Tag verschlafen. Ich brauchte oft gut 30 Minuten, um sie wach zu bekommen, dann stillte ich sie oft über eine Stunde. Wenn sie einschlief, nahm ich sie ab, versuchte, sie wieder wach zu kriegen, und legte sie wieder an.

Wecken – ich werde nie vergessen, was ich alles probiert habe. Hochnehmen, Rücken zupfen rechts und links der Wirbelsäule, Socken ausziehen, hin- und herrollen auf einer harten Unterfläche, Füße massieren, Stillpositionen wechseln, abwaschen mit lauwarmem Wasser, massieren mit Rosmarinöl. Irgend etwas hat immer etwas gegriffen, sodass sie sich das an Nahrung holte, was sie gebraucht hat. Und ich denke, die Muttermilch hat sie vor den Infektionen geschützt – die blieben uns erspart. Heute ist Marlene unser fröhlichstes Kind.

Carola M.

Was tun, wenn das Baby vor Hektik nicht zum Trinken kommt?

Manche Babys reagieren schon beim Anlegen anders als andere. Sie saugen an, und weil die Milch nicht gleich im Übermaß fließt, werden sie zornig, schreien und lehnen die Brust ab. Oder Ihr Baby hat eine zu starke (hypertone) Muskelspannung. Deshalb versteift es und verkrampft sich, und das Saugen fällt ihm schwer.

Vielleicht gehört Ihr Baby zu den Chaoten, den gierigen und hektischen Babys.

Bei diesen Babys ist es besonders wichtig, auf eine entspannte Atmosphäre zu achten. Dämpfen Sie grelles Licht, vermeiden Sie die direkte Berührung, indem Sie ein Tuch zwischen sich und das Kind legen. Stimulieren Sie nur, soweit es notwendig ist, und achten Sie auf alles, was Ihr Kind berührt.

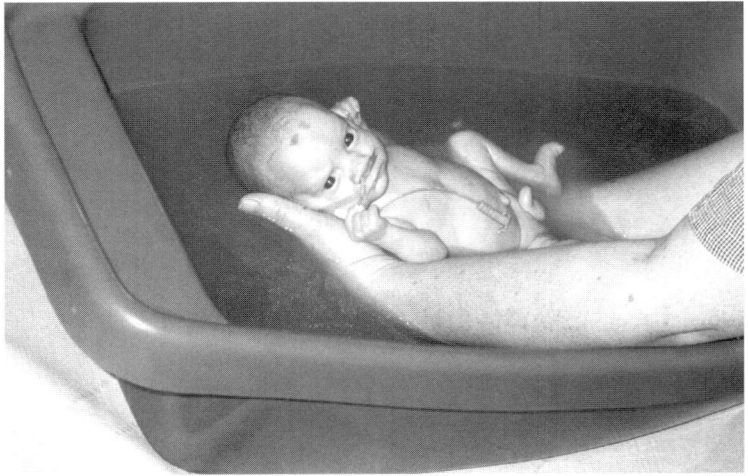

Ein verkrampftes Baby sollten Sie von Brust nehmen, ausziehen und in warmem Wasser baden. Wenn Sie es wieder anlegen, versuchen Sie, seinen Körper zu beugen – in Beugehaltung kann es besser saugen. Versuchen Sie, das Baby vor dem Anlegen zu bündeln, solange seine Muskelspannung noch nicht erhöht ist. Legen Sie es dazu auf ein Moltontuch von mindestens 80 x 80 cm, der Kopf zeigt in eine

Tipp!

Ein gebündeltes Baby zeigt das Foto auf S. 72.

Tuchecke. Schlagen Sie die Beine des Kindes übereinander und verschränken Sie seine Arme über dem Brustkorb, dann wickeln Sie es straff ein.

Erfahrungsbericht: Celina, Hydrocephalus

Wir wussten schon vor der Geburt, dass Celina nicht gesund sein wird. Sie musste in der zweiten Woche operiert werden. Ich begann mit dem Abpumpen. Dann kam die Zeit, wo wir erste Anlegeversuche machen konnten. Ich versuchte, Celina an die Brust zu bringen, aber sie sog immer nur kurz an, und dann bog sie sich zurück und schrie – fürchterlich schrill. Dann gab ich auf, und wir versuchten, sie zu beruhigen, und fütterten sie mit der Flasche. Ich wurde darüber immer trauriger.

Die Stillberaterin strahlte Wärme aus – schon das tat gut. Ich zeigte unseren „Anlegezirkus". Als das Baby sich zurückbog und schrill schrie, legte die Stillberaterin ihre Hand in den Rückenbereich von Celina und begann, ganz ruhig mit ihr zu reden. Nach einigen Minuten beruhigte sich Celina, fasste wieder nach der Brust und trank. Dies wiederholte sich gut fünfmal, und zu guter Letzt hatte Celina eine ganze Stillmahlzeit getrunken. In den nächsten Tagen lernte ich, dass Celina eine „feste Hand" als Rückenstütze bevorzugte, und legte sie so an, dass sie auf meinem Unterarm lag, ihr Kopf in meinem Handbereich mit einer Windel dazwischen, denn direkt mochte sie nicht angefasst werden. Ich lernte auch, dass es scheinbar zu ihrem Saugverhalten gehörte, loszulassen, sich nach hinten zu biegen, schrill zu schreien und dann weiter zu trinken.

Ohne Stillberaterin hätte ich wahrscheinlich das Stillen aufgegeben und abgepumpte Muttermilch über die Flasche gefüttert.

Sabine Sch.

60

Das Kind annehmen

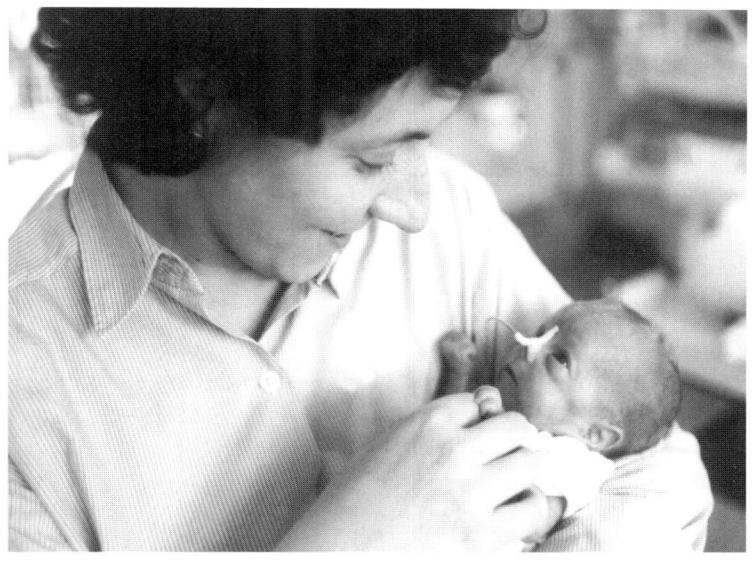

*Ein frühgeborenes, behindertes oder krankes Kind
löst oft heftige Gefühle bei Vater und Mutter,
Verwandten und Freundeskreis aus. Neben der
Freude stehen Angst und Sorge.*

Hilfe im Gefühlschaos

Wie sollen Sie hineinwachsen in die Situation? Ihr Kind ist ganz anders als das in der Fantasie erträumte Baby?

Mit einer Behinderung kann ein Kind leben. Ohne Liebe nicht.

Vielleicht hilft Ihnen die folgende Aussage von Bruno Bettelheim, dem großen Arzt und gütigen Menschen: „Kinder können lernen, mit ihren Behinderungen zu leben. Aber sie können nicht ohne die feste Überzeugung leben, dass sie in den Augen ihrer Eltern absolut liebenswert sind. Wenn die Eltern ihr Kind jetzt lieben, dann kann das Kind auch glauben, dass andere es in Zukunft lieben können. Mit dieser Überzeugung kann es heute gut leben und mit Zuversicht in die Zukunft sehen."

Was kann Ihnen helfen, das Kind so anzunehmen, wie es ist?

Lernen Sie Ihr Kind so gut kennen wie möglich!

Wenn es Ihrem Kind nach der Geburt gut geht, ist das ungestörte Zusammensein, das Kennenlernen wichtig. Legen Sie das Baby auf Brusthöhe, lassen Sie es riechen, schmecken und lecken. Streicheln Sie es, reden Sie mit ihm. Innerhalb der ersten zwei Lebensstunden ist der Saugreflex stark ausgeprägt, und es wird Saugversuche machen.

Wenn Ihr Baby in die Kinderklinik verlegt werden muss, lassen Sie sich, wenn irgend möglich, den Transportinkubator an Ihr Bett bringen, damit Sie Ihr Baby sehen, es vielleicht auch berühren und streicheln können.

Wenn das Baby schon verlegt wurde und keine direkter Kontakt möglich ist, wurde vielleicht ein Foto oder ein Fußabdruck gemacht, den man Ihnen geben kann.

Falls Sie selbst Ihr Baby nicht gleich besuchen können, ist Ihr Partner der beste Bote zwischen Ihnen und dem Baby. Sobald wie möglich sollten Sie Ihr Baby in der Kinderklinik besuchen, es berühren und mit ihm sprechen.

Beginnen Sie möglichst innerhalb der ersten sechs Stunden nach der Entbindung mit dem Anregen der Milchbildung durch Abpumpen.

Ihr Baby in der Kinderklinik

Rufen Sie vor Ihrem Besuch in der Klinik an und fragen Sie, wann Sie kommen sollten, damit auch jemand Zeit hat. Es gibt Ihnen Sicherheit, wenn eine erfahrene Schwester Ihnen hilft, das Baby zu streicheln. Wenn Ihr Partner „schon erfahren" ist, kann er diese Rolle übernehmen.

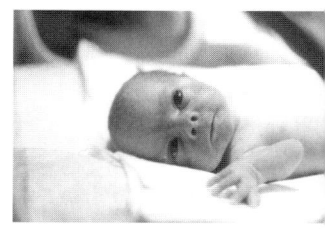

Fragen Sie, ob Sie vor Betreten der Station Schutzkleidung tragen müssen. In vielen Kinderklinik genügt heute die Desinfektion der Hände. Wenn Sie einen längeren Besuch einplanen, sollten Sie sich etwas zu trinken und zu essen mitnehmen. Vielleicht tut es Ihnen gut, ganz bewusst etwas für Ihr Baby mitzunehmen – Söckchen, ein Mützchen, ein Tuch mit Ihrem Duft.

Der Besuch auf der Intensivstation ist eine ganz besondere Situation.

Tipp!

Wenn Sie eine Situation als belastend erleben, wenn Sie Gesprächsfetzen aufschnappen, die Sie ängstigen, wenn Sie das Bedürfnis haben, mit jemandem über Ihre Eindrücke und Ängste zu sprechen, sprechen Sie das Personal an und nehmen Sie Hilfe in Anspruch.

Manchmal geht es im Klinikalltag und in der Routine unter, dass Eltern von Gefühlen und Ängsten überwältigt werden, wenn sie vor dem Bettchen stehen. Manchmal muss das Personal auch von Ihnen erfahren, dass Sie mehr Information und mehr Aussprache benötigen. Dann tun Sie das, denn aus der Sicht des Personals ist es oft unverständlich, warum Eltern scheinbar plötzlich unzufrieden sind, „schwierig werden". Oft ist so etwas eine Folge der Hilflosigkeit und des Eindrucks: „Es hat ja nie jemand Zeit. Jeder arbeitet routiniert vor sich hin, und wir als Eltern stehen bloß im Weg."

So soll es nicht sein – der beste Weg ist eine partnerschaftliche Beziehung.

Erfahrungsbericht: Sarah, zu früh geboren

Als ich Sarah das erste Mal besuchte, brach in mir das Chaos aus. Ich betrat die Intensivstation, eine Schwester brachte mich zu dem Glaskasten, in dem mein Baby liegen sollte. Ein großer Raum, Inkubator an Inkubator, dazwischen Stühle mit Müttern oder leere Stühle. Geräte, Lichter, Pieptöne, eine Handvoll Kind zwischen Schläuchen und

Kabeln. Weißkittel, hektische Blaukittel … ich ganz allein, verloren. Ich setzte mich auf den Stuhl. Fünf Weißkittel sammelten sich um den Kasten, in dem Sarah lag. Keiner nahm Notiz von mir – über meinen Kopf hinweg ging es um Sarah, um ihre Darmprobleme und wie es weitergehen solle. Ich war hilflos und wütend. Ich konnte keinen Einfluss nehmen, ich war abhängig auf Gedeih und Verderb. „Ob sie es schaffen wird oder nicht, können wir Ihnen nicht sagen!", das galt wohl mir. Ich hob den Kopf und sah den davon wehenden Weißkitteln nach. Tränen stiegen auf. Da kam eine Schwester, legte mir die Hand auf die Schulter und sagte: „Das muss hart sein für Sie, keiner hatte Zeit. Möchten Sie Sarah nicht erst mal begrüßen und sie streicheln?" Ohne meine Antwort abzuwarten, öffnete sie die Türchen am Inkubator und drückte mir Desinfektionsmittel auf die Handfläche, das ich verrieb. Dann nahm sie meine Hand und führte sie zu Sarahs Kopf. Plötzlich war meine Verzweiflung weg. Das tat gut.

Martha Q.

Warum Berührung und Besuche so wichtig sind

Wissenschaftler wiesen nach: Zärtlichkeit hilft leben.

Wenn Ihr Kind auf der Frühgeburtenstation berührt, gewiegt, gestreichelt und im Arm gehalten wird, wenn Sie täglich mit ihm sprechen, wird es weniger an Atemstillständen leiden, schneller an Gewicht zunehmen und sich motorisch besser entwickeln. Vielleicht hält es diesen Vorsprung noch Monate nach der Entlassung.

Wissenschaftler konnten nachweisen, dass ein winziger Säugling, der zwei Wochen lang fünf Minuten pro Stunde gestreichelt wird, bessere Darmfunktionen aufweist, weniger weint, aktiver ist und schneller wächst.

Wenn Frühgeborene dreimal am Tag fünfzehn Minuten massiert werden, zeigen sie weniger Stresszeichen. Außerdem bauen Mütter und Babys unter diesen Umständen eine intensive Beziehung auf. Mimik, Lächeln, Laute bildeten sich schneller aus. Wenn diese Kinder acht Monate alt sind, haben sie sich körperlich besser entwickelt als Babys, bei denen dieser Kontakt nicht stattfand.

Kängu-ruhn

Das Konzept der sogenannten Känguruhpflege entstand in Bogotá, Kolumbien. Dort wurden Mütter so bald wie möglich in die Versorgung der Babys einbezogen. Sie nahmen die Babys in eine aufrechte Körperhaltung, Haut auf Haut, zwischen ihre Brüste unter ihre Kleidung.

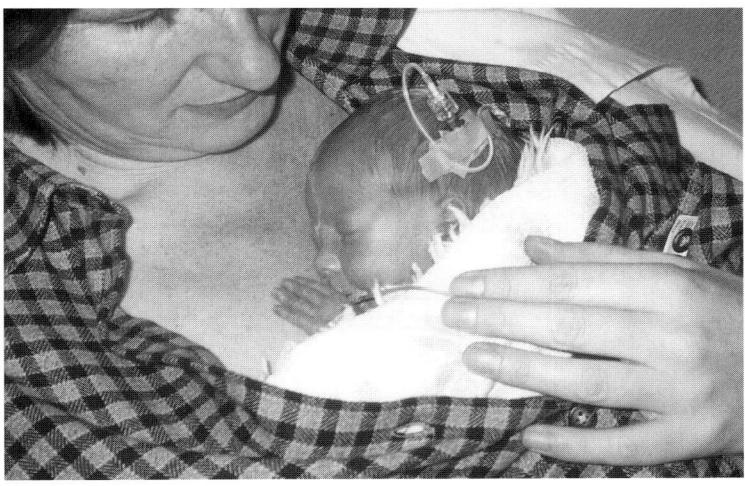

Kängu-ruhn ist heute in Deutschland fast in jeder Kinderklinik üblich. Obwohl der Grundgedanke so einleuchtend ist: Nicht immer löst das erste Kängu-ruhn Glücksgefühle aus. Die jungen Eltern müssen vorher durch Berührung eine Beziehung zu ihrem Kind aufbauen.

Beim Kängu-ruhn wird Ihr Baby von gesunden mütterlichen oder väterlichen Keimen besiedelt und vor krankmachenden Krankenhauskeimen geschützt. Außerdem stimuliert das Kängu-ruhn das Baby zum Riechen, Lecken, Schmecken und Saugen. Sogar die Zusammensetzung der Muttermilch wird beeinflusst – z. B. die Bildung von speziellen Antikörpern. Zusätzlich stützt und trainiert das Heben und Senken des mütterlichen oder väterlichen Brustkorbes beim Atmen die Atmung des Babys, und der Herzschlag wirkt beruhigend. Die Körperwärme des Babys wird durch Wärme von Mutters oder Vaters Haut stabil gehalten, solange das Baby ein Mützchen trägt und mit einer

Wie profitiert Ihr Kind vom Kängu-ruhn?

leichten Decke oder einem Fell zugedeckt wird. Waschen Sie Ihre Brust vor dem Kängu-ruhn nicht ab – so kann das Baby Ihren Duft wahrnehmen. Legen Sie danach ein im BH getragenes Tuch in den Inkubator, das Baby wird sich geborgener fühlen.

Die Sauerstoffsättigung ist stabiler, wenn das Baby mindestens vier Stunden am Tag hautnah mit seinen Eltern verbunden ist. Durch die hautnahe Verbindung fühlt das Baby die Reaktionen der Mutter, sendet noch mehr Signale, die Mutter reagiert darauf – es verstärkt die Interaktion. Babys, deren Grundbedürfnisse auf diese Art und Weise befriedigt werden, stehen seltener unter Stress, schreien weniger und verbrauchen also weniger Energie. Daraus ergibt sich noch ein wichtiger Vorteil des Kängu-ruhns: Die Kinder nehmen schneller an Gewicht zu.

Erfahrungsbericht: Thomas und Markus, zu früh geboren

Ich wollte nie stillen und vor allem keine Zwillinge. Als dann nach der 27. Schwangerschaftswoche der Notkaiserschnitt gemacht wurde, hat man meinen Wünschen entsprochen und gleich ein Abstillmittel gegeben.

Dann aber stand ich vor meinen Babys und wurde darüber informiert, wie wichtig und wertvoll die Muttermilch gerade für diese Kleinen ist, und meine Entscheidung kam ins Wanken. Ich rutschte in ein Gefühlschaos: Will ich – will ich nicht? Bin ich egoistisch? Viele Tränen flossen.

Die Stillberaterin vermittelte mir, wie wichtig es war herauszufinden, was ich wollte und was ich brauchte und dass das ebenso wichtig war wie das Wohl der Kinder. Sie versicherte mir, dass ich durch Abpumpen die Milchbildung auch nach dem Abstillen in Gang bringen könne.

Schließlich habe ich mich gegen das Abpumpen entschieden. Unsere Racker haben sich gut entwickelt. Ich habe viele Stunden mit Kängu-ruhn zugebracht, und es war faszinierend, ihre Leck- und Saugversuche an der Brust zu sehen. Auch wenn das nicht zum Stillen führte, war es für mich wichtig.

Martha M.

So bauen Sie die Milchbildung auf

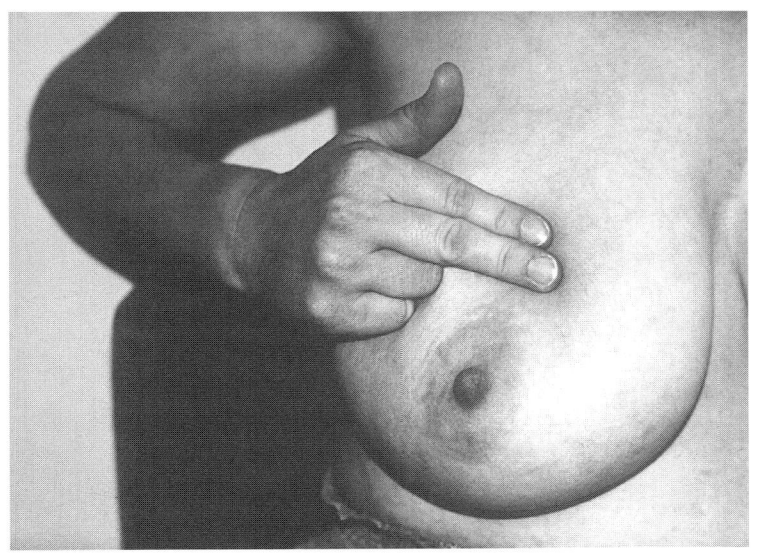

Wenn es Ihrem Kind noch nicht so gut geht, dass Sie es an die Brust nehmen können, ist das Abpumpen und Mitbringen Ihrer Muttermilch oft neben den täglichen Besuchen das Einzige, was Sie für Ihr Kind tun können.

Je nachdem, wie viel Zeit Sie mit Abpumpen überbrücken müssen, gibt es verschiedene Möglichkeiten und auch Hilfsmittel. Welche Lösung für Sie die angenehmste und richtige ist, sollen Sie selbst in aller Ruhe herausfinden.

Den Milchspendereflex auslösen

Je wohler Sie sich fühlen, um so besser klappt es mit der Milchbildung.

Eine ruhige harmonische Umgebung und ein gut temperierter Raum sind hilfreich, dazu Hautkontakt mit dem Baby oder der Blick auf das Baby oder etwas, was eine Verbindung zu ihm herstellt.

Stellen Sie sich ein warmes Getränk oder einen kleinen Snack hin – verwöhnen Sie sich! Direkt können Sie die Milchbildung anregen, wenn Sie für gut durchwärmte Brüste (Abduschen, warme Umschläge, eine leicht gefüllte Wärmflasche, erwärmte Kirschkernsäckchen etc.) sorgen, die Brustwarzen sanft streicheln oder sich massieren (lassen).

Massagetechniken

Brustmassage (Dauer: 3–4 Minuten)

Wärmen Sie die Brust mit einem feuchten Umschlag oder einer Dusche gut durch. Sie können ein Öl verwenden – z. B. Anisöl, Fenchelöl, Milchbildungsöl, Mandelöl.

Setzen Sie außen an der Brust zwei Finger auf und beschreiben Sie mit einem leichten Druck Kreise. Dann wandern Sie mit den Fingern ein Stückchen weiter und wiederholen den Vorgang. So gelangen Sie spiralförmig um die ganze Brust bis zur Brustwarze. Nun stützen Sie die Brust mit einer Hand von unten, und mit der anderen Hand streichen Sie von außen nach innen und wandern so um die Brust herum. Dann beugen Sie sich vor und schütteln die Brust sanft aus. Nun kommt die andere an die Reihe.

Brustwarzen-stimulation (Dauer: eine halbe Minute)

Die Brustwarze kann entweder langsam zwischen Daumen und Zeigefinger gerollt werden, oder die Handinnenfläche bewegt sich sanft über die Spitze der Brustwarze vor und zurück.

Sie sitzen bequem an einem Tisch, stützen die Arme darauf und legen Ihren Kopf auf Ihre Arme. Partner, Freundin, Mutter oder Schwiegermutter haben zwei Möglichkeiten.

Erste Möglichkeit: Der massierende Partner setzt rechts und links der Wirbelsäule auf Lendenwirbelhöhe je einen Daumen an, übt einen leichten Druck aus und macht kreisende Bewegungen. So wandert er Stück für Stück bis unter die Schulterblätter. Nun den Schulterbereich gut durchkneten und dann mit je einer Handfläche rechts und links der Wirbelsäule, von der Wirbelsäule ausgehend, Richtung Brustkorb ausstreichen.

Zweite Möglichkeit: Der massierende Partner legt die Fingerknöchel beider Hände oben auf Ihren Rücken, zwischen Ihre Schulterblätter zu beiden Seiten der Wirbelsäule. Die Fingerknöchel sollen sich gegenüber liegen. Mit recht kräftigen Bewegungen soll der/die Massierende die Fingerknöchel von außen zur Wirbelsäule hin bewegen. Die Rechte beginnt im oberen rechten, die Linke im oberen linken Bereich. Danach den Schulterbereich gut durchkneten.

Rückenmassage (Dauer: ca. 5 Minuten oder solange Sie mögen)

Abdrücken mit der Hand

Es wurde nachgewiesen, dass von Hand abgedrückte Muttermilch qualitativ eher dem Bedürfnis des Kindes angepasst ist als Muttermilch, die mit Hilfe einer elektrischen Pumpe gewonnen wird. Zum Beispiel gibt es einen signifikanten Unterschied im Mineraliengehalt. Die Milchbildung stellt sich außerdem beim Abdrücken genauer auf die Menge ein, die das Babys wirklich braucht. Die elektrische Pumpe steigert bei manchen Müttern die Milchmenge ins Unermessliche.

Sie brauchen ein Handtuch/eine Mullwindel zum Auflegen auf Ihre Oberschenkel und ein Auffanggefäß mit einem weiten Hals (Schüssel oder Becher). In der Klinik erhalten Sie ein sterilisiertes Gefäß. Zu Hause reinigen Sie das Gefäß mit Spülmittel, spülen mit klarem Wasser nach und füllen kurz vor dem Abdrücken kochendes Wasser ein. Wenn Sie es abgießen, ist Ihr Gefäß hygienisch einwandfrei.

Tipp!

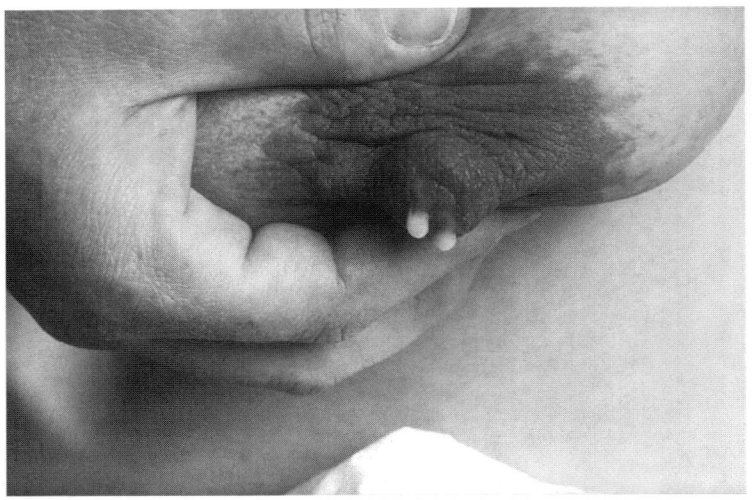

Sie regen den Milchspendereflex an (s. S. 68), waschen sich die Hände mit Seife und duschen die Brust mit warmem Wasser ab. Beim Abtrocknen bitte Brustwarze und Warzenhof aussparen! (Diese Maßnahme ist nur notwendig, solange Ihr Kind in der Kinderklinik liegt, sonst reicht die tägliche Dusche.) Dann setzen Sie sich bequem hin, beugen den Oberkörper leicht nach vorn, stützen die Brust von unten und setzen den Daumen oberhalb, den Zeigefinger unterhalb der Milchseen an. Stützen Sie die Brust mit der Hand von unten. Bewegen Sie den Daumen nach oben, sodass Daumen und Zeigefinger sich gegenüberliegen. Als Orientierungspunkt dient Ihnen der Warzenhofrand. Nun bewegen Sie sanft den Daumen und den Zeigefinger und versuchen, das darunter liegende Gewebe zu erspüren. Sie werden kleine fasrige Verdickungen oder erbsenähnliche, traubenähnliche Strukturen fühlen. Konzentrieren Sie sich auf das, was Ihre Fingerspitzen Ihnen mitteilen, schauen Sie nicht auf die Brust.

Wichtig: Abdrücken darf nicht weh tun!

Nun beginnt das eigentliche Abdrücken. Sie pressen Daumen und Zeigefinger Richtung Brustkorb zusammen – damit erfassen Sie die Milchseen – und rollen dann beide Finger nach vorne hin ab wie bei einem Fingerabdruck. Dadurch erreichen Sie die tiefer liegenden Bereiche, und die Milchseen werden ganz entleert. Von nun an heißt es rhythmisch pressen – loslassen, pressen – loslassen. Wenn keine Milch mehr fließt, wandern Sie weiter, nach und nach mit Daumen und Zeigefinger rund um die Brust, bis alle Milchseen geleert sind. Nach ca. 20–30 Minuten hören Sie auf. Falls Ihre Milch überreichlich fließt, orientieren Sie sich an der Menge und beenden Ihre Tätigkeit schon früher.

Wenn es schmerzt, sollten Sie weniger Druck ausüben. Vielleicht rollen Sie die Finger nicht ab, sondern quetschen? Manchmal hilft auch, einfach die Brust nochmals gut zu durchwärmen oder zu massieren.

Sie können die Grundtechnik variieren.

Manche Frauen kommen auf andere Weise besser zurecht. Drücken Sie während des Pressens und Loslassens sanft nach innen gegen den Brustkorb. Oder beugen Sie vor dem Abdrücken den Oberkörper leicht nach vorn und schütteln Sie die Brüste sanft durch. Setzen Sie beide Hände zum Abdrücken an einer Brust ein, oder drücken Sie an beiden Brüsten gleichzeitig mit je einer Hand. Sie können auch anstelle von Daumen und Zeigefinger die Hände einsetzen. Dabei legen Sie eine Hand flach oben auf, die andere Hand entgegengesetzt unterhalb der Brust, drücken gleichzeitig zusammen und lassen los. ohne die Lage der Hände zu verändern.

Sandwichhaltung

Direkt nach der Geburt kommt ziemlich häufig noch keine Milch. Geben Sie nicht auf! Wenn Sie weiter abdrücken, erscheinen kleine Mengen Milch an verschiedenen Milchausführungsgängen. Nach und nach wird das Spritzen heftiger, bis nur noch einzelne Milchtropfen zum Vorschein kommen. Wechseln Sie dann zu einer anderen Stelle, um andere Milchgänge zu entleeren. Wiederholen Sie den Vorgang an der anderen Brust, und wechseln Sie bei jedem Abdrückversuch von der einen Brust zu anderen, wenn der Milchfluss nachlässt.

Was tun Sie, wenn keine Milch kommt?

Erfahrungsbericht: Carola, zu früh geboren

Carola wurde in der 32. Schwangerschaftswoche in Nairobi geboren und dort anfangs in einem Intensivzimmer versorgt. Man erwartete, dass ich Muttermilch für die Ernährung mit zur Verfügung stellte. Und so saß ich gut achtmal am Tag in einem großen Raum mit vielen anderen Frauen, bewaffnet mit einer bunten Plastiktasse und lernte, Milch aus meiner Brust abzudrücken. Durch das Beobachten der anderen Mütter fand ich meine eigene Art und Weise heraus. Nachdem Carolas

71

kritische Phase überstanden war, durfte ich ein Zimmer mit ihr teilen, sie rund um die Uhr selber versorgen und nach Bedarf stillen.

Ich hatte mir zuvor nie Gedanken darüber gemacht, wie ich Milch aus meiner Brust bekommen könnte. Das Abdrücken war absolut einfach und schnell, und ich bin froh, diese Möglichkeit kennengelernt zu haben, wenn auch notgedrungen.

Simone K.

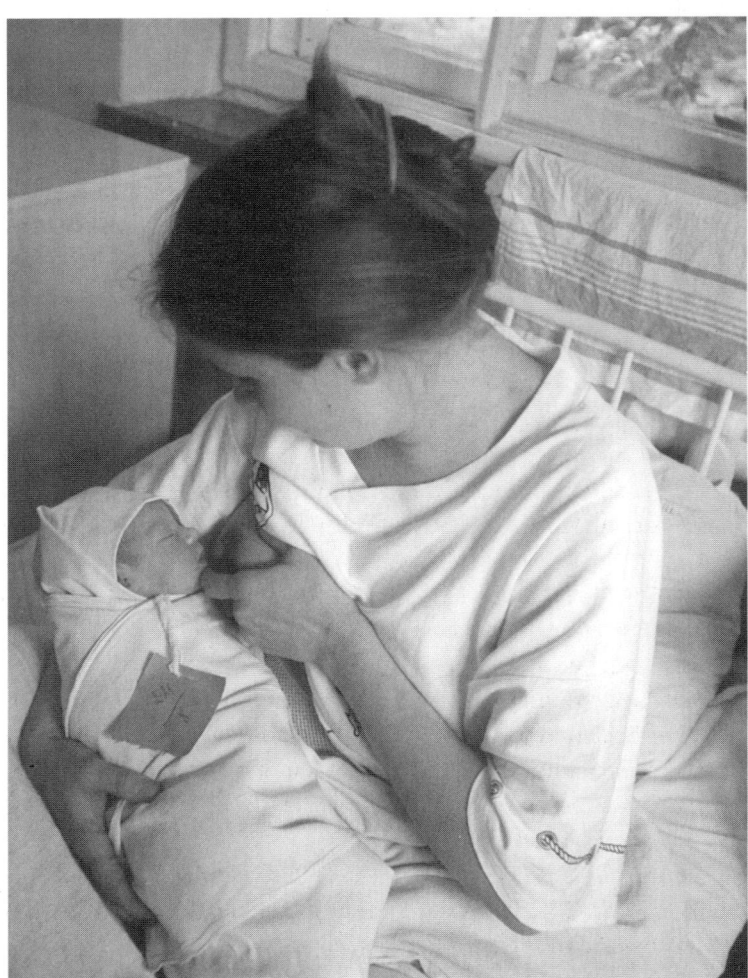

In Litauen werden alle Babys heute noch gebündelt.

Abpumpen

Worauf es ankommt

Pumpen Sie anfangs nur wenige Minuten, steigern Sie sich auf mindestens 20–30 Minuten. Die Gesamtpumpzeit pro Tag soll mindestens 180 Minuten betragen!

Pumpen Sie sechs- bis achtmal innerhalb von 24 Stunden, davon einmal nachts zwischen 22 h und 2 h. Steigern Sie die Milchmenge in den ersten 14 Tagen auf 500–700 ml pro Tag. Wenn Sie sehr viel Milch abpumpen können, beschränken Sie sich auf fünf- bis sechsmaliges Abpumpen von je 100–120 ml im Lauf von 24 Stunden.

Je kleiner der Ansaugtrichter der Pumpe ist, desto größer ist der Druck auf die Warzenspitze. Je breiter und tiefer die Auflagenfläche des Ansaugtrichters, desto größer die Anregung von Warzenhof und Milchspendereflex. Je länger und breiter der Schaft der Haube, desto besser können Brustwarze und Warzenhof gedehnt werden und die Milchseen können sich entfalten.

Beginnen Sie so bald wie möglich, innerhalb der ersten sechs Stunden nach der Entbindung.

Abpumpen in der Kinderklinik

Duschen Sie täglich, und waschen Sie in der Klinik Hände und Handgelenke mit antiseptischer Seife. Lösen Sie den Milchspendereflex aus (s. S. 68), halten Sie die Brust unter fließendes Wasser, und trocknen Sie sie – ohne Warzenhof und Brustwarze! – mit einem Einmal- oder frischen Tuch ab. Drücken Sie etwas Milch ab und schütten Sie sie weg. (Die Keimzahl in den ersten Strahlen ist höher. Beim Kolostrum ist das nicht nötig und auch bei reifer Milch umstritten. In Ausnahmefällen erfolgt eine Keimzahl-Bestimmung.)

Dann setzen Sie den Ansaugtrichter so an, dass die Brustwarze im Zentrum liegt, und pumpen Sie abwechselnd wenige Minuten pro Seite. Das sogenannte Doppelabpumpset hilft Ihnen, an beiden Brüsten gleichzeitig zu arbeiten und so das Milchangebot zu erhöhen, da die Hormonausschüttung höher ist.

Pumpen Sie so oft ab, wie das Kind gestillt würde, d. h. sechs- bis achtmal in 24 Stunden, auch einmal nachts. Bei jedem Abpumpen verwenden Sie eine sterilisierte Flasche.

Tipp!

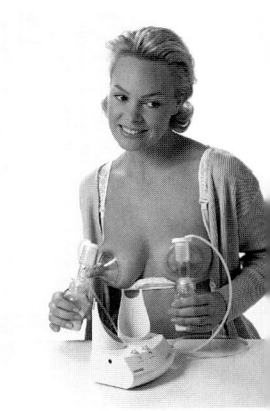

73

Versehen Sie jede Milchflasche mit Namen des Kindes, Datum und Uhrzeit des Abpumpens und bewahren Sie sie im Kühlschrank auf (s. S. 78).

Transportieren Sie die gekühlte Muttermilch in einer Kühltasche o. ä. in die Klinik.

Teile der Pumpe, die mit Milch in Berührung gekommen sind, reinigen Sie mit heißem Wasser und Geschirrspülmittel, kochen sie mindestens 5–10 Minuten aus und schlagen sie in ein frisch gebügeltes Tuch ein. Sie können auch einen Vaporisator verwenden. Den Pumpschlauch können Sie evtl. mit sterilisieren. Kalkhaltigem Wasser setzen Sie einige Tropfen Zitrone oder Essig zu.

Erfahrungsbericht: Felix-Vinzenz, zu früh geboren

Felix kam mit 640 Gramm in der 30. Schwangerschaftswoche zur Welt. Nach knapp einer Woche bekam er zum ersten Mal Muttermilch: zwölf Mahlzeiten zu je 0,5 ml – natürlich mit der Sonde verabreicht. Ich hatte mich dazu entschieden, unserem Kind Muttermilch zu geben, also fing ich mit dem Abpumpen an. Für mich war meine Milch eine Art Medizin. Wenigstens etwas, was ich in meiner Ohnmacht für Felix tun konnte.

Mit vier Wochen und ganzen 1100 g (!) kam er von der Intensivstation auf die normale Frühgeborenenstation. Seine Milchrationen wurden täglich gesteigert, und ich fand es an der Zeit, die Stillberaterin zu befragen. Ab da ließ ich mir Felix-Vinzenz regelmäßig an die Brust anlegen.

Mit 2300 g trat er mit uns die Heimreise an. Heute ist Felix-Vinzenz ein Kleinkind von zwei Jahren, das viel Lebensfreude hat und hart im Nehmen von Schmerzen ist.

Graziella P.

Handpumpen

Die Ballonpumpe

... ist von den Anschaffungskosten her die billigste. Wohl deshalb wird sie Ihnen immer noch in der Apotheke angeboten, obwohl es sich eher um eine Antiquität als um eine Pumpe handelt. Sie wird mit einem Auffangbehälter aus Glas oder Plastik geliefert. Der Druckaufbau erfolgt durch das Zusammendrücken des Gummiballons.

74

In der Regel ist der Ansaugtrichter sehr klein, und es passt nur eine geringe Menge Milch in den Auffangbehälter. Das Abgießen der Milch über den Ansaugtrichter ist unhygienisch. Ein weiteres hygienisches Problem: Muttermilch kann in den Gummiballon gelangen, den Sie weder auskochen noch sterilisieren können. Das Zusammendrücken des Ballons kann zu einer Sehnenscheidenentzündung führen.

Ich rate ab.

... aus Glas oder Plastik ist von den Anschaffungskosten her günstig. Hier wird der Druck dadurch erzeugt, dass Sie zwei eng ineinander passende Zylinder auseinanderziehen. Der Sog auf die Brustwarze und den Brustwarzenhof hängt von der im Zylinder gefangenen Milchmenge ab.
    Die Handhabung ist schwierig. Oft sind die Zylinder wackelig zusammengefügt, und die Pumpe ist nicht standfest.

Die Hubkolbenpumpe (Zylinderkolbenpumpe)

Ich rate ab.

... aus Kunststoff gehört in die mittlere Preisklasse. Sie baut den Druck durch Herausziehen des Kolbens auf. Die Milch fließt in einen Extrabehälter. Gute Pumpen sind standfest, aus bruchsicherem, auskochbarem Material hergestellt und haben einen großen Ansaugtrichter sowie einen Einsatz zum Verkleinern. Abpumpteil und Kolben sind voneinander getrennt, sodass die Milch nicht in den Kolbenbereich fließen kann. Der Auffangbehälter fasst mindestens 150 ml, und ein Rückschlagventil sorgt dafür, damit die Milch selbst beim Umkippen der Pumpe nicht in den Ansaugtrichter zurückfließt. Die verstellbare Saugstärke gibt es bisher nur bei dem Modell von Medela.

Die Kolbenpumpe

... gehört in die mittlere bis teure Preisklasse. Auch sie ist aus bruchsicherem, sterilisierbarem Kunststoff. Technisch ähnelt sie der Kolbenpumpe. Der Sog wird durch das Zusammendrücken des Griffes oder das Auf- und Abbewegen des Hebels erzeugt. Die Saugstärke lässt sich nicht verändern. Die Handhabung ist einfach. Die Pumpe der Firma Ameda ist kostengünstiger und besser als andere Pumpen.

Die Einhandpumpe

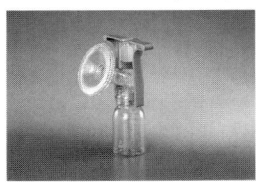

Elektrische Pumpen

Elektrische Leihpumpen finden Sie in Apotheken, Sanitätshäudern und Pumpenmietstationen. Worauf Sie achten müssen, steht auf S. 76–78.

Die Minielektrik

... ist eine neu geschaffene, käufliche Alternative zu den elektrischen Leihpumpen und gehört in die mittlere bis teure Preisklasse. Vorsicht beim Kauf: Es gibt enorme Qualitätsunterschiede.

Prüfen Sie selbst, ob die Minielektrik, die man Ihnen anbietet, einfach zu handhaben und problemlos zu reinigen sowie geräuscharm ist. Außerdem sollte sie über Intervallschaltung und evtl. Saugrhythmusregulierung, Batteriebetrieb und Netzanschluss sowie ein Doppelabpumpset verfügen, dessen Ansaugtrichter in der Größe variabel ist.

Worauf Sie bei Anschaffung oder Ausleihen einer Pumpe achten müssen

Es gibt zwei gute Milchpumpenhersteller in Deutschland: Medela und Ameda.

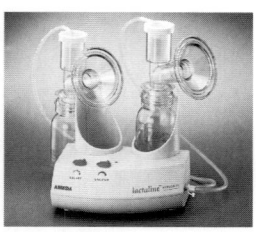

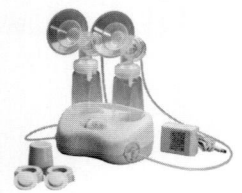

Je nach Pumptyp und Indikation übernimmt die Krankenkasse Anschaffungskosten für eine Pumpe oder die Mietgebühr für den ganzen Zeitraum, in dem Sie die Pumpe benötigen. Manche Krankenkassen erstatten beim Leihen einer elektrischen Milchpumpe auch das Zubehörset, bei anderen müssen Sie müssen das selber bezahlen.

Wichtig ist, dass Sie sich von Ihrem Hausarzt/Frauenarzt/Kinderarzt ein Rezept ausstellen lassen, auf dem vermerkt ist, ob Handpumpe oder elektrische Pumpe mit Zubehörset gebraucht wird. Auch die Indikation soll vermerkt werden und die geschätzte Nutzungszeit für die Pumpe. Wenn Sie mehrere Babys geboren oder von Anfang mit der Milchbildung Probleme haben, ist es sinnvoll, sich von vornherein ein Doppelabpumpset verschreiben zu lassen.

Wenn Sie auf Nummer sicher gehen möchten, sollten Sie eine Apotheke suchen, die Pumpen von Medela und Ameda im Verleih hat. Oder wenden Sie sich direkt an diese Firmen: s. S. 122/123. Wenn Sie eine elektrische Pumpe von diesen Herstellern ausleihen, haben Sie in der Regel die Möglichkeit, das Zubehörset in eine Handpumpe umzubauen. Zusätzlich zum Abpumpset der Firma Ameda müssten Sie dann nur den Griff für die Handnutzung erwerben.

Wer länger als vier Wochen abpumpt, sollte mit der Krankenkasse über die Kostenübernahme für die Anschaffung einer Minielektrik (Minielektrik plus bzw. Lactaline) sprechen.

Sie sollten auch den Mut besitzen, eine schlechte Pumpe zurückzugeben und sich eine neue zu beschaffen, wenn man Ihnen eine nicht adäquate Pumpe ausgeliehen hat. Das ist leider sehr häufig der Fall – es gibt ganz fürchterliche Pumpen auf dem Markt!

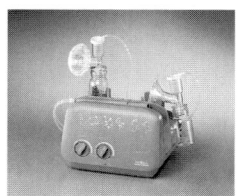 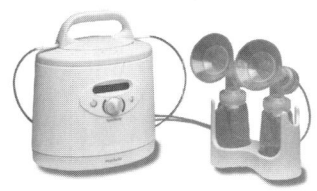

Die linke Pumpe können Sie in der Apotheke leihen, die rechte ist eine Weltneuheit und ab Sommer 2002 verfügbar.

Erfahrungsbericht: Leonard, zu früh geboren

An ein Drama grenzte fast die Besorgung der Leihpumpe aus der Apotheke für zu Hause. Dreimal musste mein Mann losziehen, bis er die richtige bekam. Wenn man eh schon mit den Nerven am Ende ist, gehört einiges Durchhaltevermögen dazu, nicht verzweifelt aufzugeben.

In der ersten Apotheke (gleich um die Ecke der Kinderklinik, also eigentlich darauf vorbereitet, so dachten wir) bekam er ein völlig veraltetes Modell, das keine Saugkraft hatte. Dazu musste er ein teures Zubehörset kaufen, und es fiel eine nicht unerhebliche, monatliche Leihgebühr an. Also zurück damit am nächsten Tag, und ein neuer Versuch in einer anderen Apotheke. Hier bekam er zwar ein neues Modell einer anderen Firma, das Rezept wurde hier für ausreichend angesehen. Das bereits teuer erstandene Zubehörset sollte auch hierfür passen, die anfallende Leihgebühr war ebenfalls niedriger. Aber auch hier stimmte etwas mit der Saugkraft nicht. Erst beim dritten Anlauf klappte es dann. Die Saugkraft konnte reguliert werden, ein Abpumpset gab es kostenlos dazu, und auch die Leihgebühr entfiel aufgrund des durchaus richtigen Rezeptes.

Barbara E.

Checkliste: Welche Pumpe ist geeignet?

Kopieren Sie die folgende Liste und nehmen Sie sie mit, wenn Sie eine Pumpe leihen wollen. Vergessen Sie keine der folgenden Fragen:

- Hat die Pumpe eine Intervallschaltung, und ist die Pumpstärke regulierbar?
- Passt sich der Saugrhythmus an, kann er ggf. verändert werden?
- Gibt es für den Ansaugtrichter Einsätze zum Verkleinern – notwendig für kleine Brüste? Bei großen Brüsten: Besteht die Möglichkeit, einen größeren Ansaugtrichter zu bekommen?
- Gibt es dazu passende Silikoneinsätze zum schonenderen Abpumpen?
- Ist es bei diesem Pumptyp möglich, ein Doppelabpumpset zu verwenden?

So bewahren Sie Muttermilch auf

Wenn Muttermilch frisch verwendet werden soll, nehmen Sie ein Gefäß aus Pyrex oder Polypropylen. An Glas bleiben lebende Zellen hängen. Beim Einfrieren ist der Behälter nicht so wichtig, weil ohnehin Inhalte der Muttermilch zerstört werden, z. B. die lebenden Zellen. Frisch abgepumpte Milch kann stehen bleiben:

Haltbarkeit bei Raumtemperatur

Kolostrum	12–24 Stunden
Reife Muttermilch	6–8 Stunden.

Aufgetaute Milch sollte bei Raumtemperatur innerhalb von vier Stunden verwendet werden.

Im Kühlschrank

… hält frisch abgepumpte Milch bis zu 3–5 Tage, wobei die Temperatur + 8 Grad Celsius betragen soll. Stellen Sie die Milchbehälter nicht ins Gemüsefach oder in die Tür, dort ist die Temperatur höher.

Abgepumpte Muttermilch soll gleich in den Kühlschrank gestellt werden – wenn für den häuslichen Bedarf abgepumpt wird, dürfen auch mehrere Portionen aufeinander geschüttet werden.

Aufgetaute Milch gehört in den Kühlschrank. Ein ungeöffnetes Gefäß muss innerhalb von 24 Stunden aufgebraucht werden, ein geöffnetes binnen 12 Stunden. Gefrierfächer in Kühlschränken sind nicht geeignet, um Muttermilch für einen längeren Zeitraum einzufrieren.

... kann Muttermilch bei −20 bis −40 Grad Celsius bis zu sechs Monate aufbewahrt werden. Das gilt für Kolostrum, Übergangsmilch, reife Muttermilch sowie Frühgeborenenmilch. Sie können auf eine Portion gefrorene Milch Ihre frische, abgekühlte Milch aufschütten. Zum Einfrieren benutzen Sie ggf. den Schnellfroster. Bedenken Sie, dass Milch sich beim Gefrieren ausdehnt. Wenn die Einfriertemperatur über −20 Grad Celsius liegt, werden die Enzyme deaktiviert, evtl. kann das Milchfett gespalten werden – die Milch schmeckt dann seifig oder wird gar ranzig.

Im Gefrierschrank

Tauen Sie Muttermilch schonend bei Raumtemperatur in kaltem Wasser oder im Kühlschrank auf. Wenn es schneller gehen soll, können Sie ein warmes Wasserbad zur Hilfe nehmen. Muttermilch nie direkt in den Kochtopf geben – sie gerinnt! Auch die Erwärmung in der Mikrowelle ist nicht empfehlenswert. Wichtige Inhaltsstoffe gehen verloren, die Durchwärmung ist ungleichmäßig. Reste von erwärmter Muttermilch müssen nach der Mahlzeit weggeschüttet werden.

Auftauen und Erwärmen

Pumpprobleme

So kommt die Milchbildung in Gang
Je früher Sie mit dem Abpumpen beginnen und je häufiger Sie pumpen, umso schneller bildet sich Milch, und umso mehr Milch wird über Monate hin gebildet.

Versuchen Sie, sich ein bis zwei Ruhetage zu gönnen und in dieser Zeit alle zwei bis drei Stunden jeweils 20 Minuten lang abzupumpen. Überprüfen Sie, ob Sie die optimale Pumpe haben. Bitten Sie Ihren Partner um eine Rückenmassage, oder nehmen Sie ein warmes Vollbad vor dem Pumpen. Bei intaktem Damm und intakten Brustwarzen ist das schon drei Tage nach der Entbindung möglich.

Geduld, Geduld! Bei vielen Frauen dauert es etwas länger, bis die Milchbildung in Gang kommt. Tipps finden Sie auf S. 68–71.

Versuchen Sie es mit Brustmassage, s. S. 68/69. Vielleicht hilft Ihnen Akupressur, Akupunktur oder Fußreflexzonenmassage. Stärken Sie Ihren Körper über den Tag verteilt durch hochwertige Snacks: Studentenfutter/Trockenobst, Milchbildungskugeln oder Lecithingranulat können Ihnen helfen. Auch Hefeextrakte sind wirksam – in Bayern gilt ein Glas Hefeweizen als Geheimtipp. Manche Frauen schwören auf Milchbildungstropfen oder Homöopathika.

Trinken Sie, so viel Sie möchten. Zwingen Sie sich aber nicht zum Trinken über den Durst hinaus. Bei manchen Frauen scheinen sich Fencheltee, Anismilch oder ein bis zwei Tassen Milchbildungstee positiv auf die Milchbildung auszuwirken. Der Effekt der Milchbildungssteigerung wird nach zwei bis drei Tagen sichtbar.

Falls Schilddrüsenunterfunktion, hoher Blutdruck oder großer Blutverlust bei Ihnen die Milchbildung mindern, lassen Sie sich evtl. von Ihrem Arzt Paspertin oder Motilium verschreiben. Beide regen die Prolaktinausschüttung an und sind stillfreundlich.

Notfalls pumpen Sie ab, was Ihr Körper bietet – Ihr Kind profitiert auch von Teilmengen. Und sobald es angelegt wird, kann sich die Situation wieder verändern.

Milchbildungstee

*Z*utaten für etwa
50 Portionen.
Zubereitungszeit
ca. 15 Minuten

100 g Kümmelsamen, 100 g Anissamen und 100 g Fenchelsamen in der Apotheke grob zerstoßen lassen, in einer Teedose miteinander vermischen und trocken aufbewahren. 100 g Brennesselblätter getrennt lagern. Für einen Becher Tee zwei TL Brennesseln und zwei TL Samenmischung mit einem viertel Liter kochendem Wasser aufgießen und etwa acht Minuten ziehen lassen.

Milchbildungskugeln, nach Ingeborg Stadelmann

*E*mpfohlen werden
2–3 Kugeln pro Tag.

1 kg Weizen, Gerste, Hafer mischen und grob schroten, in einer Pfanne bis zur Bräunung rösten. 300 g gekochten Vollkornreis und 350 g Butter kalt zugeben. 1 Glas Wasser einrühren und 300 g Honig zufügen. Aus der Masse Bällchen von ca. 2 cm Durchmesser formen und im Kühlschrank aufbewahren.

Tipps zum Stillen bei Erkrankungen der Mutter

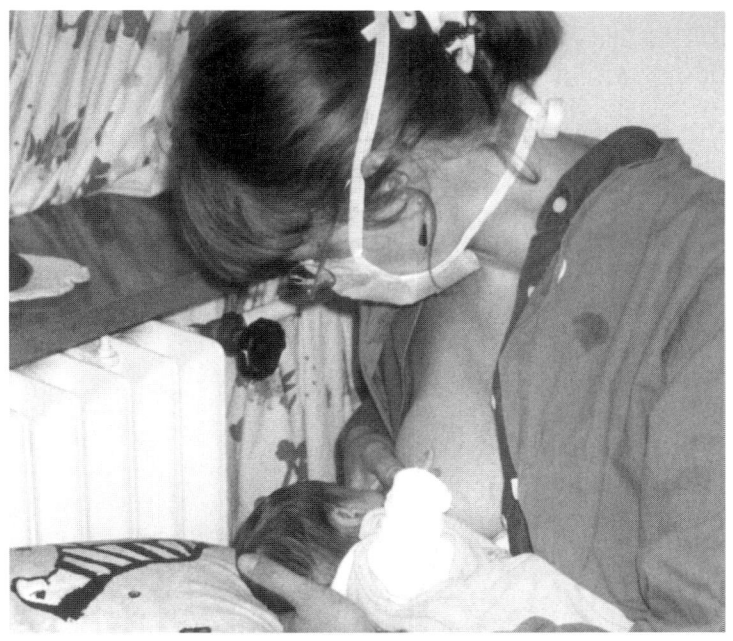

Die Grippewelle ist kein Grund, nicht zu stillen. Da Sie, sobald Sie eine Infektion entwickeln, auch mit der speziellen Antikörperproduktion beginnen, erfährt Ihr Kind durch das Stillen einen aktiven Immunschutz.

Abszess

Wenn die Brust über längere Zeit nicht richtig geleert wird, kann es zu einem Abszess, einer Eiterhöhle im gestauten Bereich, kommen. Sie merken das daran, dass die Region stark schmerzt, ständig gerötet und entzündet aussieht und dass abgekapselte Gewebseinschmelzungen sichtbar sind. Fieber bekommen Sie wahrscheinlich nicht. Man wird eine Sonographie oder Punktion vornehmen und dann den Abszess unter Lokalanästhesie öffnen, spülen und drainieren. Sie bekommen außer Schmerzmitteln evtl. Antibiotika.

Sie können stillen, ja Ihr Kind sogar an die betroffene Brust legen, falls der Wundbereich nicht mit seinem Mund in Berührung kommen kann. Wenn das nicht garantiert ist, muss die Milchbildung auf dieser Seite durch die Pumpe erhalten werden.

Aids

Der HIV-Virus kann das Baby anstecken, und zwar ist die Ansteckungsgefahr am höchsten, wenn die Mutter sich während der Stillzeit ansteckt. Dann werden 30 % der Kinder infiziert. Wenn die Mutter dagegen während Schwangerschaft und Geburt HIV-positiv ist, wird nur eins von sieben Babys angesteckt. In Deutschland wird bei einer AIDS-Infizierung vom Stillen abgeraten.

Alkohol

Sicherlich haben Sie schon gehört, dass ein Gläschen Sekt gerade in den ersten Tagen nach der Entbindung die Milchbildung anregen kann! Und das stimmt sogar. Sie können gelegentlich ein Glas Bier, Wein oder Sekt trinken, das schadet Ihrem Kind nicht. Gerade beim Zuwenig-Milch-Gefühl tut vielleicht auch ein Hefeweizen gut.

Der häufige Konsum von harten Getränken stellt das Stillen infrage. Alkohol geht in die Muttermilch über, verändert ihren Geschmack und kann die Milchbildung hemmen.

Allergie

Die weltweite Zunahme von Allergien ist zum Teil genetisch bedingt. Wenn Sie und/oder Ihr Partner betroffen sind, sollten Sie schon in der Schwangerschaft durch allergenarme Ernährung vorbeugen und Ihr Kind nach der Geburt durch Stillen weiter schützen. Beim ersten Anlegen erfolgt durch das Kolostrum die Auskleidung des kindlichen Darms mit sIgA, einer Schutzschicht gegen Fremdeiweiße und Infekte.

Wenn das Allergierisiko nicht erhöht ist, sollten Sie ganz normal sechs Monate lang ausschließlich stillen. Bei erhöhtem Allergierisiko kann nach den sechs Monaten ausschließlichen Stillens ein langsames Abstillen bis zum 12.–15. Lebensmonat erfolgen. Während dieser Zeit verzichten Sie bitte auf besonders allergene Nahrungsmittel.

Auch Muttermilch kann Allergene enthalten, die auf das Kind übergehen. Wenn ein gestilltes Kind allergische Reaktionen zeigt, muss die Mutter eine allergenarme Diät einhalten. Über die Darmsanierung der Mutter wird der gestillte Säugling seinen Darm sanieren.

Bläschen und offene Stellen auf der Brustwarze

Sie können gelb, weiß oder klar gefüllt aussehen und zeigen die Verstopfung eines Milchganges oder einer Milchpore an. Legen Sie eine warme Kompresse, evtl. ein Öl-Wassergemisch, auf Brustwarze und Warzenhofbereich, um den Bereich aufzuweichen. Wenn das Baby trinkt, öffnen sich die Milchgänge, und das Bläschen geht auf. Sonst können Sie es mit einer sterilen Nadel öffnen.

Brustentzündung (Mastitis)

Grippegefühl, Kopfschmerzen, Gliederschmerzen und hohes Fieber weisen auf eine beginnende Brustentzündung hin. Oft gehen die Beschwerden eines Milchstaus voraus.

Bei einer nicht infektiösen Mastitis ist eine Brust hart, stark geschwollen und sehr schmerzhaft. Das Gebiet eines ganzen Drüsenlappens ist rot, und das Fieber steigt über 38,4 Grad, bis zu Schüttelfrösten.

Bei einer infektiösen Mastitis haben Sie dieselben Symptome und zusätzlich evtl. Schmerzen in beiden Brüsten. Ihr Fieber steigt schnell, die Schüttelfröste halten über 24 Stunden lang an. Sie fühlen sich elend. Falls eine Streptokokken-Infektion dahinter steckt, kann sie auch auf Ihr Kind übergehen. Ein Nasensekretabstrich beim Baby schafft Klarheit.

Die Behandlung besteht in Bettruhe. Die Brust muss einmal, evtl. mit der Pumpe, vollständig und danach alle zwei Stunden wieder geleert werden. Erleichternd wirkt der Wechsel der Anlegeposition. Streichen Sie während des Stillens die gestaute Stelle zur Brustwarze hin aus und kühlen Sie sie nach dem Stillen. Vor dem Anlegen bitte aufwärmen! Hilfreich kann es auch sein, zusätzlich Milch auszustreichen und vor dem Anlegen den Milchspendereflex anzuregen.

Eine Mastitis ist kein Stillhindernis. Es kann sein, dass Ihr Baby die Milch der betroffenen Brust ablehnt – sie schmeckt salziger als sonst. Antibiotika schaden ihm nicht (s. S. 107/108). Geeignete Mittel sind Staphylex – 250 mg, mindestens 30 Minuten vor einer Mahlzeit einnehmen, oder Erythromycin – 250–500 mg. Auch Schmerz- und Fiebermittel sind mit dem Stillen vereinbar (s. S. 111/112).

Brustoperation

Nach einer Brustverkleinerung ist der Aufbau der Milchbildung und das Fließen der Milch abhängig davon, ob alle Nervenbahnen und Milchgänge oder nur Teile davon durchtrennt wurden und ob Drüsengewebe mit entfernt wurde. Holen Sie sich in diesem Fall fachliche Unterstützung von Ihrer Beraterin. Vielleicht ist nur Teilstillen oder Teilpumpen möglich.

Nach einer Brustvergrößerung liegt das Operationsgebiet in der Regel hinter dem Brustmuskel, und Drüsengewebe, Milchgänge und Nervenbahnen wurden nicht verletzt. Von daher ist Milchbildung kein Problem. Vielleicht kommt sie schwerer in Gang, weil das Implantat sozusagen für eine Stauung sorgt. Lassen Sie überprüfen, ob das Implantat intakt ist.

Drogen

Haschisch, Marihuana, LSD, Heroin, Kokain, Crack und andere Drogen gehen in die Muttermilch über und sind mit dem Stillen nicht vereinbar. Frauen im Methadonprogramm können stillen, wobei im Einzelfall Dosierung und Stillzeit abgesprochen werden müssen.

Ekzem

Diese allergische Reaktion zeigt sich in anhaltendem Juckreiz bei trockener, schuppiger Haut. Natürlich sollten Sie dafür sorgen, dass Ihr Kind nicht mehr mit der „schuldigen" Substanz in Berührung kommt. Wenn das nicht ausreicht, tragen Sie nach dem Stillen Corticosteroidsalbe oder Hydrocortison auf und waschen die wunden Warzen ab. Notfalls müssen Sie zum Hautarzt.

Bei richtiger Anleitung und Unterstützung gelingt das Stillen in der Regel problemlos. Sie sollten eine Stillposition wählen, bei der die Brust in den Mund des Babys fällt – Rückengriff leicht nach vorne gebeugt (s. S. 33). Es kann auch helfen, die Brustwarzen vor dem Stillen zu stimulieren (s. S. 68). Andere Tricks: Anpumpen, Herausziehen mit der Spritze, ein kurzer Kältereiz, Partnerstimulation oder das Abdrücken von Muttermilch.

Versuchen Sie es mit einem Brustwarzenformer, oder schneiden Sie ein Loch in Ihren BH. Manche Frauen nehmen die Brust im Zigarettengriff zwischen zwei Finger oder straffen sie in Richtung Brustkorb.

Flach- und Schlupfwarzen

Eine Gestose kann sich in der Früh- wie auch in der Spätschwangerschaft durch Eiweiß im Urin, Bluthochdruck und Wassereinlagerungen zeigen. Sie betrifft Frauen, die durch ihre Ernährung einen Eiweißmangel und damit die Unterversorgung des Mutterkuchens auslösen.

Wenn die Schwangerschaft frühzeitig zu Ende ging, ist bei schweren Gestosen anfangs oft kein Stillen möglich, weil die Mutter zu viele Medikamente braucht. Dennoch sollten Sie mit Abpumpen die Milchbildung anregen. Sobald auf stillfreundliche Präparate übergegangen werden kann, können Sie Ihr Baby anlegen. Die Arbeitsgemeinschaft Gestose Frauen berät Sie.

Gestose (EPH)

Ursachen können Östrogene und Progesteron sein, z. B. ein Plazentarest in der Gebärmutter oder Medikamente, die Östrogene enthalten, z. B. die Pille, sowie Lebensmittel mit einem natürlichen Östogenanteil wie Salbei. Auch der Einsatz von Methergin für die Rückbildung hemmt die Milchbildung. Außerdem signalisiert später Still- bzw. Abpumpbeginn und zu seltenes Anlegen oder Abpumpen Ihrem Körper, dass kein Milchbedarf besteht. Nach großen Blutverlusten oder bei Erschöpfung bildet sich ebenfalls zu wenig Milch – hier hilft Ihnen vielleicht eine ausreichende Vitamin- und Mineralien-Versorgung oder auch die Einnahme von Lecithingranulat aus dem Reformhaus – dreimal täglich ein Esslöffel, 14 Tage lang.

Hemmung der Milchbildung

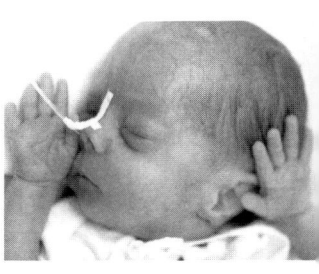

Hemmung des Milchspendereflexes	Seelische Ursachen spielen eine große Rolle, z. B. Schmerzen, Ängste, zu viel Hektik. Auch starker Blutverlust und Übermüdung tragen bei, ebenso der verspätete Stillbeginn und das zu seltene Anlegen. Möglicherweise ist Ihr Adrenalin- bzw. Noradrenalinspiegel zu hoch. Vermeiden Sie Medikamente, die die Rückbildung fördern sollen, z. B. Methergin. Geeignet wären Oxytocinpräparate.
Herpes	Klargefüllte, rötliche Bläschen im Brust- und Warzenbereich müssen vor dem Stillen abgedeckt werden. Sonst können Sie nicht stillen, bis die Infektion abgeklungen ist. Abhilfe bringt das für Stillende unbedenkliche Medikament Aciclovir.
Hohlwarze	In seltenen Fällen tritt die Brustwarze auch bei Stimulation nicht hervor. Mit etwas Hilfestellung (s. S. 38) arbeitet Ihr Kind durch sein Saugen die Brustwarze hervor.
Kaiserschnitt	Wenn Sie eine Periduralanästhesie oder Spinalanästhesie hatten, ist das erste Anlegen meistens kurze Zeit nach der Entbindung möglich. Nach einer Vollnarkose legen Sie das Baby innerhalb der ersten ein bis vier Stunden das erste Mal an – sobald Sie aktiv wach sind. Rooming-in ist optimal. Stillpositionen finden Sie auf S. 33/34.
Knoten in der Brust	Eine Pumpe ist oft nicht in der Lage, die Brust optimal zu entleeren. Sie sollten Ihre Brust täglich unter der Dusche abtasten und verhärtete Stellen unter der Wärmeeinwirkung vorsichtig ausmassieren. Wenn die Knotenbildung nach dem Pumpen nicht besser wird, sollten sie an einen Milchstau (s. S. 87) denken und eventuell Kontakt mit einer Beraterin aufnehmen. Etwas seltener ist die Milchgangszyste (Galaktocele), bei der sich in einer Aussackung einer Milchganges Milch sammelt und eindickt. Abklären lässt sich das durch eine Sonographie oder Punktion, eine Behandlung ist nicht nötig. Manchmal spricht eine Galaktocele auf eine Behandlung mit Lecithin (s. S. 85) an.

70–80 % der Knoten im Brustbereich sind Fibrozysten, gutartige Knoten, von denen viele Frauen betroffen sind. Vielleicht besteht ein Zusammenhang mit täglichen Genußmitteln wie Cola, Kaffee, Tee und

Schokolade; evtl. bitte einschränken. Fibrozysten bilden sich oft bei Einnahme von Vitamin-E-Präparaten zurück. Sie lassen sich durch Sonographie bzw. eine Gewebsentnahme mit Lokalanästhesie nachweisen. Es ist keine Stillpause erforderlich. Wenn der Knoten im Bereich des Warzenhofs liegt, wählen Sie eine Stillposition, in der der Knoten im Mundwinkels des Kindes zu liegen kommt.

Bösartige Knoten treten während der Stillzeit bei 1–2 % der Frauen auf. Wenn bei Ihnen Brustkrebs diagnostiziert wird, steht natürlich seine Behandlung an erster Stelle, und Sie müssen abstillen. Nach einer abgeschlossenen Brustkrebsbehandlung ist auch Stillen/Pumpen nur an einer Seite möglich. Wenn Sie eine Tochter stillen, erhält sie nochmals einen besonderen Schutz über Ihre Milch.

Milchstau

Wenn in einem Bereich der Brust die Milch nicht richtig abfließt, kommt es zu Knoten oder strangförmigen Verhärtungen. Ihre Brust – meistens nur eine – wird heiß, schwer, gespannt, hart, rötet sich und schmerzt. Obwohl Ihre Temperatur bis auf ca. 38,4 Grad Celsius steigen kann, fühlen Sie sich nicht krank.

Ein Milchstau kann seelische Ursachen haben, auch mechanische Probleme spielen eine Rolle: Zugluft, Armbelastung oder auch ein Tragetuch, das die Brust einklemmt. Manchmal ist auch das Baby „schuld", weil es seltener oder schwächer saugt.

Die beste Vorbeugung besteht in häufigem Anlegen in wechselnden Positionen, Rückenmassage und anderen Maßnahmen, die den Milchspendereflex auslösen. Die Behandlung besteht in Bettruhe, vorsichtiger, sanfter Brustmassage Richtung Brustwarze und in Anlegepositionen, bei denen Kinn und Unterkiefer Ihres Kindes die betroffene Stelle während des Stillens ausmassieren.

Nikotin

Wie viele Zigaretten eine stillende Mutter rauchen darf, ohne ihr Kind zu schädigen, wird immer wieder diskutiert. Das Forschungsinstitut für Kinderernährung in Deutschland sieht maximal vier bis fünf Zigaretten am Tag als duldbar an, andere Stimmen sprechen von zehn. Bei unreifen, zu früh geborenen Kindern sollten Sie noch strikter und vorsichtiger handeln.

Rückstände in der Muttermilch

Dank der Umweltschutzbewegung gibt es heute weniger Rückstände in der Muttermilch als früher. 1995 konnte deshalb die Nationale Stillkommission in Deutschland ihre Empfehlung, die Stillzeit einzuschränken, aufheben. Wir wissen, dass die Rückstände in der Muttermilch umso vollständiger abgebaut werden, je länger eine Frau ihr erstes Kind stillt. Bei jedem weiteren gestillten Kind nehmen die Werte noch mehr ab.

Schwangerschaft, erneute

Wenn Sie während der Stillzeit wieder schwanger werden, brauchen Sie nicht abzustillen. Vielleicht sind Ihre Brustwarzen wegen der Hormonumstellung nun etwas empfindlicher, vielleicht lehnt auch Ihr Baby Ihre Brust jetzt ab. Falls Sie beschließen, nach der künftigen Geburt Ihr jetziges Kind und das Neugeborene zu stillen, ist es wichtig, immer dem Neugeborenen den Vorrang zu geben. Zum Zeitpunkt der Geburt stellt sich die Muttermilch auf seine Bedürfnisse ein, und es wird wieder Kolostrum gebildet.

Soor

Wenn wunde Brustwarzen gar nicht heilen wollen, kann eine Soorinfektion vorliegen. Anfangs sehen die entzündeten Brustwarzen und der Warzenhof leicht glänzend aus, später dunkelrot bis pink mit einem glänzenden Hautschimmer. Sie können auch rissig und schuppig sein und jucken. Manchmal sieht man gar nichts, aber Sie fühlen vor, bei und nach dem Stillen Schmerzen wie tiefe Nadelstiche. Gelegentlich kommt es zu Pilzbefall in der Scheide.

Vielleicht entdecken Sie auch im Mund des Babys Pilzbefall. Charakteristisch sind hier weiße, nicht abwischbare Belege im Mund, in der Wangentasche und auf der Zunge des Babys. Der Windelbereich kann wund sein.

Bei einer Pilzinfektion müssen Sie und das Baby gleichzeitig behandelt werden. Verwenden Sie Wegwerf- oder auskochbare Stilleinlagen und kochen Sie 20 Minuten lang alles aus, was das Baby in den Mund nimmt. Unterwäsche und Windeln sowie Bettwäsche müssen ausgekocht werden. Falls Sie pumpen, sollten Sie die Milch frisch verfüttern und nicht aufbewahren sowie das Pumpenzubehör nach Gebrauch immer auskochen.

88

Angeblich besteht ein Zusammenhang zwischen Soor und Zucker-
konsum der Mutter. Wenn Sie zu Pilzinfektionen neigen, sollten Sie
weniger Zucker essen. Nach dem Stillen spülen Sie Ihrem Kind mit
klarem Wasser den Mund aus. Danach tränken Sie ein Wattestäbchen
mit Pilzmittel und pinseln damit die Mundhöhle des Kindes aus. Brustwarze und Warzenhof waschen Sie ebenfalls mit klarem Wasser ab,
bevor Sie die Pilzsalbe dünn auftragen.

Bei mildem Pilzbefall tritt innerhalb von 48 Stunden eine Besse-
rung der Symptomatik ein, bei starkem Pilzbefall kann es bis zu einer
Woche dauern. Die Behandlung mit Pilzmedikamenten muss 14 Tage
konsequent durchgeführt werden.

*Wunde Brust-
warzen (Rhagaden,
Blutergüsse)*

Verletzungen der Brustwarzen machen das Abpumpen zur Tortur.
Vielleicht ist der Ansaugtrichter zu klein, und die Brustwarze reibt
am Rand oder stößt am anderen Ende an und reibt sich hier auf. Achten Sie darauf, den Ansaugtrichter zentral anzusetzen, sodass die
Brustwarze und Warzenhof mittig eingezogen werden. Ist die Saugstärke zu hoch eingestellt? Oder müssen Sie sie gar mit Ihrem Finger-
druck selber regulieren? Dabei sind Verletzungen vorprogrammiert,
weil Sie unbewusst den Sog zu lange halten.

Wenn die Verletzung einmal da ist, sollten Sie vor dem Abpumpen
Lanolin auftragen (Lanosin, Pur Elan) und nach dem Pumpen Muttermilch und Speichel antrocknen lassen. Bei tiefen Rissen wird auch
nach dem Abpumpen dünn Lanolin aufgetragen.

Wenn die wunden Stellen sehr feucht sind, lassen Sie möglichst oft
und lange Luft an die Brust. Sie können auch Schwarztee als Gerbmit-
tel einsetzen: Nach dem Abpumpen eine lauwarme Kompresse oder
einen Teebeutel für zehn Minuten auflegen und dann die Brust an der
Luft trocknen lassen. Besonders wichtig ist das Trockenhalten, wenn
Sie Schlupf- und Hohlwarzen haben. Tupfen Sie sie nach dem Stillen
mit einem Vlies trocken.

Blutergüsse treten da auf, wo durch zu viel Druck Brustgewebe
verletzt wird, also meist beim Ausdrücken. Sie können sie – evtl. mit
Arnika – kühlen oder von der Schulmedizin her Heparinsalbe anwenden.

Zu viel Milch

Wenn Ihr Kind an der Brust unruhig ist, sich ständig verschluckt, die Brust loslässt und schreit und gar wütend wird, ist vielleicht Ihr Milchangebot allzu groß oder der Milchspendereflex zu heftig.

Falls Sie zu viel Milch haben, sollten Sie nicht auf die Abpumpzeit, sondern auf die Pumpmenge achten und für Ihr Kind pro Tag 500–700 ml abpumpen. Zwillinge und Drillinge erfordern natürlich die mehrfache Menge.

Bieten Sie dem Baby in diesem Falle immer nur eine Brust an. Streichen Sie vor dem Anlegen etwas Milch aus. Lassen Sie das Baby gegen die Schwerkraft „bergauf" trinken, indem Sie sich auf den Rücken legen (s. S. 34). Die Abstill-Tipps von S. 50 gelten auch für Sie.

Zu wenig Milch

Ein Baby sollte sechsmal am Tag gut nasse Windeln haben. Der Urin ist hell gefärbt und duftet aromatisch. Dunkel gefärbter Urin mit einem extremen Geruch zeigt: Das Kind bekommt zu wenig Flüssigkeit. Wenn Sie zu wenig Milch haben, legen Sie sich mit Ihrem Baby für einen Tag ins Bett und legen Sie es alle zwei Stunden an. Achten Sie darauf, dass es korrekt und effektiv saugt. Wechselstillen (von einer Seite zur anderen wechseln und wieder zurück) steigert die Milchbildung. Allerdings sollten Sie bei ausreichender Milchbildung darauf achten, dass das Baby eine Seite gut entleert und an die fettreiche Hintermilch kommt.

Wenn das Baby nicht mehr saugen mag, sollten Sie die Milchbildung mit Hilfe einer Pumpe zusätzlich anregen. Falls Sie zufüttern müssen, weil das Milchdefizit zu groß geworden ist, setzen Sie nach Möglichkeit ein Brusternährungsset ein.

Tipps zum Stillen bei Erkrankungen des Kindes

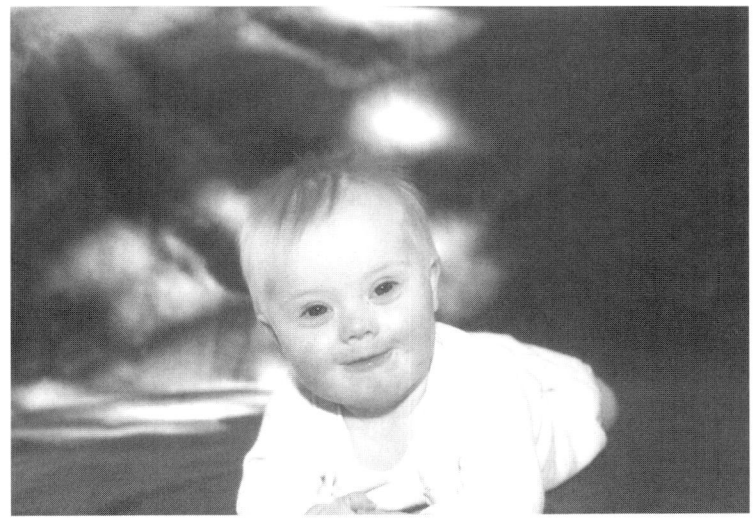

Gestillte Kinder sind nicht sicher vor Erkrankungen.
Aber viel sicherer als andere.

Analatresie

Hier ist der Enddarm verschlossen und muss operativ geöffnet werden. Oft dürfen Sie schon zehn Stunden nach der Operation mit dem Stillen beginnen.

Atemwegs-erkrankungen

Mit Muttermilch ernährte Kinder erkranken seltener an Atemwegsinfektionen. Trotzdem können folgende Probleme auftreten.

Appetitlosigkeit: Das Baby will nicht gestillt werden, vielleicht verweigert es die Brust.

Sie sollten es häufiger anlegen und darauf achten, dass es ausreichend Flüssigkeit zu sich nimmt. Wenn es mehrere Stillmahlzeiten verweigert, apathisch wird oder die Windeln nicht mehr nass sind und extrem riechen, fragen Sie Ihren Kinderarzt.

Sauerstoffmangel: Bei einer Pneumonie muss das Baby evtl. zusätzlich Sauerstoff bekommen und wird auf der Intensivstation in der akutesten Phase über Infusionen ernährt.

Prinzipiell können Sie ein Baby auch im Sauerstoffzelt stillen.

Down-Syndrom

Viele Tipps werden auf S. 96 unter Hypotonie beschrieben. Natürlich sollten Sie auch alles tun, damit die Milch leicht fließt (s. S. 68/69). Versuchen Sie, das Baby alle zwei bis drei Stunden anzulegen, und wecken Sie es, falls nötig. Wenn das Baby saugschwach ist, könnten Sie zusätzlich abgepumpte, eventuell aufgerahmte Muttermilch über das Brusternährungsset verabreichen. Falls eine Fachkraft Ihnen hilft, wäre auch Fingerfütterung möglich.

Es kann vier bis sechs Wochen dauern, bis die Muskulatur so gestärkt ist, dass Sie das Baby ausschließlich stillen können.

Erfahrungsbericht: Stefan, Down-Syndrom

Eine Stunde nach der Geburt brach unser Glück zusammen, als der Kinderarzt uns damit konfrontierte, dass Stefan geistig behindert sei – mongoloid, also ein Down-Syndrom-Kind. Da Stefan Atemprobleme hatte, wurde er in die nächste Kinderklinik verlegt. Eine Schwester brachte mir eine Pumpe, und nun sollte ich anfangen, die Milchbildung zu stimulieren.

Die Milchbildung kam ganz gut in Gang, und Stefan konnte mit Muttermilch ernährt werden. Als ich am zweiten Tag in die Kinderklinik kam, hoffte ich, Stefan anlegen zu dürfen, aber weil er Sauerstoff erhalten musste, wurde mir das Herausnehmen nicht erlaubt. Ich musste noch weitere fünf Tage warten. Der erste Anlegeversuch – eine Schwester half mir, ihn gut zu legen – scheiterte kläglich daran, dass Stefan zu schwach war, um an der Brust zu saugen. Die Hektik in der Klinik, der Druck – zehn Minuten anlegen, damit er seine Flasche noch trinkt, das Sitzen im Glashaus, wo jeder zuschauen konnte – trugen nicht unbedingt dazu bei, mir Sicherheit und Ruhe zu geben.

Wir durften nach 14 Tagen nach Hause, meine Milch reichte für Stefans Bedarf, und er trank gut an der Flasche. Nun versuchte ich, ihn zu stillen. Das war stressig – anlegen, abpumpen, mit der Flasche nachfüttern. Nach sieben Wochen war ich nur noch zornig auf mein Kind, das einfach nicht genug an der Brust sog, und auf die Abpumperei. Ich beschloss, nicht mehr zu pumpen. Ich rief eine Stillberaterin an. Wir beschlossen, einen Versuch zu starten, ob Stefan ohne Flasche auskommen konnte. Die zwei folgenden Tage waren schlimm. Teilweise kam Stefan alle zwei Stunden und wollte saugen. Nach zwei Tagen wurden die Abstände größer. Wir hatten es geschafft.

Nach 15 Wochen hatte Stefan sich auf fünf- bis sechsmal Stillen am Tag eingestellt. Nachts schlief er durch, und aus den stressigen $1^1/_2$ Stunden pro Stillmahlzeit sind 15 Minuten geworden, die er noch braucht, um satt zu werden.

Ich möchte Ihnen Mut machen, sich auf das Stillen einzulassen, sich Hilfe zu holen, bevor Sie aufgeben.

Tanja K.

Durchfall

Gestillte Kinder erkranken ganz selten an Durchfallerkrankungen. Manche Babys werden wund, bekommen Koliken und Durchfall, wenn die Mutter saure Nahrungsmittel isst. Auch Allergien können Durchfälle auslösen.

Wenn eine Magen-Darm-Infektion vorliegt, stinkt der Windelinhalt und ist oft grünlich verfärbt. Sie sollten dann den Kinderarzt aufsuchen. Muttermilch ist neben einer evtl. zusätzlich erforderlichen Elektrolyt- und Flüssigkeitszufuhr die beste Heilnahrung, daher bitte weiter stillen!

Fieber

Das Baby trinkt schlechter, solange das Fieber hoch ist. Eventuell braucht es zusätzlich Flüssigkeit. Das Fieber lässt sich durch kühle Umschläge senken.

Galaktosämie

Bei dieser erblichen Leberenzymstörung kann nach neuesten Erkenntnissen teilgestillt werden.

*Gelbsucht
(physiologische
Neugeborenen-
gelbsucht*

Durch den Abbau der überschüssigen roten Blutkörperchen in der Leber zeigt jedes zweite Neugeborene eine leichte Gelbfärbung. Sie können den Prozess beschleunigen, wenn Sie Ihr Kind häufig anlegen und notfalls wecken, falls es beim Stillen einschläft. Es ist keine zusätzliche Flüssigkeit notwendig. Ausnahme: Phototherapie (s. S. 103).

Herzfehler

Diese Babys sind müde, zeigen bläuliche Haut, atmen überschnell und flach, haben einen schnellen Puls und oft auch Pulsunregelmäßigkeiten. Beim Stillen verhalten sie sich saugschwach oder nach dem Schema „gierig – Pause – gierig". Deshalb verbrauchen sie viel Energie und nehmen schlecht zu.

Eine gut aufgebaute Milchbildung und ein gut angeregter Milchfluss vor dem Anlegen verhelfen dem Baby schneller zum Erfolg. Legen Sie öfter an zu kurzen Stillphasen, und legen Sie Erholungspausen ein. Mit einer aufrechten Stillposition kommt das Baby besser zurecht. Auch hier können das zusätzliche Träufeln von Muttermilch und ein Brusternährungsset helfen.

**Erfahrungsberichte: Sabrina, Herzfehler,
und Johannes, Herzfehler und zu früh geboren**
Bei anderen herzkranken Kindern konnte ich beobachten, dass sie müde wurden, nicht gut tranken. Sabrina hatte trotz eines schweren Herzfehlers keine Atemnot beim Stillen und lief auch nie blau an.

Sabine M.

Johannes kam mit dem Brustsaugen besser zurecht als mit der Flasche, er koordinierte Atmen und Saugen besser. Das zeigte sich auch daran, dass wir beim aktiven Stillen die Sauerstoffzufuhr zurücknehmen konnten.

Tine W.

Die Speiseröhrenmuskeln sind in den ersten Monaten schwach, sodass immer wieder Mageninhalt in die Speiseröhre zurückfließt. Das Baby spuckt viel nach dem Stillen, vor allem in Rückenlage, und der zurückfließende Mageninhalt reizt die Speiseröhre.

Zum Stillen sollten Sie das Baby in eine aufrechte Stillposition nehmen. Nach dem Stillen halten Sie es weiter aufrecht. Wenn Sie es ins Bett legen, stellen Sie den Bereich des Oberkörpers höher. Geben Sie kleinere Mahlzeiten in kürzeren Abständen, und pumpen Sie vorher an, damit das Baby mehr Hintermilch saugt. Gewichtskontrolle ist zu empfehlen.

Hiatushernie (Zwerchfellbruch) oder gastrooesophagaler Reflux

Hustenanfälle und Abhusten von Schleim sind typisch für die Bronchitis. Aufrechte Stillhaltung erleichtert die Atmung. Häufiger anlegen!

Husten

Die Babys neigen zu erhöhter Muskelspannung (Hypertonie, s. unten) und zu schrillem, hellem Schreien. In der Regel wird eine operative Verbindung zum Bauchraum geschaffen. Danach können Sie Stillversuche starten. Anfangs muss das Baby oft waagerecht liegen bleiben. Wahrscheinlich mag es keinen Druck im Kopfbereich und keine direkte Berührung. Stützen Sie es gut mit Kissen ab, stabilisieren Sie seinen Rückenbereich. Auch hier hilfreich: DanCer Griff (s. S. 32), Anpumpen, Träufeln von Muttermilch und Brusternährungsset.

Hydrocephalus

Rückwärtsbiegen des Oberkörpers in normaler Stillposition und Berührungsempfindlichkeit, schrilles Schreien, unkoordiniertes Saugverhalten und Luftschlucken erschweren das Stillen. Im Extremfall kann ein Baby einen tonischen Beißreflex und einen Würgereflex entwickeln. Tipps stehen auf S. 59/60. Als Stillhaltung eignet sich der Rückengriff mit angewinkelten Beinen. Oder Sie legen das Kind auf

Hypertonie (übermäßige Muskelspannung)

den Wickeltisch, in den Maxi Cosi oder ähnliches, und beugen sich zum Stillen über das Baby. Zur Behandlung von Beiß- und Würgreflex brauchen Sie Unterstützung von der Physiotherapeutin. Der Würgreflex erschwert jede Art der Nahrungsaufnahme. Vielleicht erhält Ihr Baby anfangs über die Magensonde abgepumpte Muttermilch.

Hypotonie (schlaffe Muskelspannung)

Die Kinder haben Probleme mit dem Erfassen und Halten der Brust, mit der Koordination von Saugen, Schlucken und Atmen und mit ihrer Schläfrigkeit.

Tipps für das Stillen dieser Babys stehen auf S. 55–58. Die besten Stillhaltungen sind der Rückengriff oder eine aufrechte Stillposition (s. S. 34). Unterstützen Sie das Saugen des Kindes durch den DanCer Griff (s. S. 32), stimulieren Sie seine Saug- und Schluckbemühungen und träufeln Sie evtl. fettreiche Hintermilch mit einer Spritze zusätzlich über den Mundwinkel (s. S. 46). Manchmal ist es auch notwendig, mit der Physiotherapeutin Übungen zum Stärken der Mund-Muskulatur einzuüben.

Koliken

Darmkrämpfe haben viele Ursachen. Das Kind schreit schrill, der Bauch ist hart, die Beine werden angezogen und gestreckt. Eine aufrechte Stillhaltung ist zu empfehlen. Falls Sie einen heftigen Milchspendereflex haben, lassen Sie vor dem Anlegen einen Schwall Milch abfließen. Bei zu viel Milch bieten Sie pro Stillmahlzeit nur eine Seite an.

Tee für die Mutter: Eine Mischung aus Fenchel, Anis, Kümmel, Dill, Kreuzkümmel und Koriander – ca. 1 TL – mit einer Tasse kochendem Wasser aufbrühen, Tee 15 Minuten ziehen lassen. Massieren Sie den Bauch des Babys im Uhrzeigersinn rund um den Nabel herum. Windsalbe oder Kümmelöl kann Erleichterung schaffen. Ein gemeinsames Bad in der Wanne oder im Badeeimer (Tummy Tub), auch feuchtwarme Wickel, ein warmes Kirschkernsäckchen oder eine Wärmeflasche können entlasten.

Tragen Sie Ihr Kind aufrecht in Tragtuch oder Tragesack, und wippen Sie hin und her. Auto fahren, schaukeln in einer Wiege oder Hängematte – all dies kann Bewegung in den Darm bringen und dazu beitragen, dass Gase entweichen können. Manche Babys mögen es, straff in ein Tuch eingebunden zu werden (s. S. 59), andere tauen auf, wenn sie ausgezogen werden und kräftig mit Armen und Beinen strampeln können.

Nehmen Sie Hilfe aus dem Freundeskreis an. Wenn es Ihnen gut geht, wird auch Ihr Kind davon profitieren.

Erfahrungsbericht: Jakob, zu früh geboren

Jakob hat immer recht viel gespuckt – und die Dreimonatskoliken haben ihm sehr zugesetzt.

Als er knapp zwei Monate alt war, habe ich völlig resigniert und einfach nur noch abgepumpt, gefüttert, abgepumpt … Muttermilch wollte ich ihm unbedingt geben – ich hatte ja genug. Auf jede abgepumpte Flasche schrieb ich, was ich gegessen hatte, um damit herauszufinden, worauf er mit Blähungen reagiert. Ich habe es nie herausgefunden – er hatte einfach Blähungen! Es hat mich noch mehr gestresst, auch ständig meinen Speiseplan einzuschränken.

Danach habe ich angefangen, Jakob die Brust als Beruhigungssauger anzubieten, bis ich merkte, dass die Abstände zum nächsten Hunger länger wurden. In der 11. Woche nahm ich dann zusätzlich den Milchsauger mit dem grossen Loch aus dem Verkehr und griff zu einem Teesauger zur Flasche, damit er langsamer tränke, sich weniger verschluckte, nicht mehr so oft spuckte und sich mehr anstrengen musste. Nach 12 Wochen wurde er ausschließlich gestillt!

Claudia G.

Lassen Sie sich vom Arzt ein Inhalationsgerät empfehlen und stillen Sie, nachdem Ihr Kind inhaliert hat.

Krupp

Die Babys können kein Vakuum aufbauen, aber mit zunehmender Kräftigung der Zungenbewegung lernen sie zu melken. Je nach Spaltform ist Stillen oft von Anfang an möglich. Wenn die Zunge nach hinten fällt, ist es wichtig eine Stillposition zu wählen, die das Nach-vorne-unten-Fallen der Zunge unterstützt. Babys mit einer Spaltbildung verschlucken sich leicht, und die Milch gelangt in die offenen Bereiche.

Lippen-Kiefer-Gaumenspalte

Wenn Sie zu einem heftigem Milchspendereflex neigen oder zu viel Milch haben, sollten sie vor dem Anlegen ausstreichen. Nehmen Sie das Baby öfter zum Aufstoßen hoch. Wenn Sie stillen, wird die Eustachische Röhre besser belüftet, und das Baby neigt weniger zu Mittelohrentzündungen. Nach einer Operation im Mundbereich fördert Muttermilch den Abheilungsprozess.

Kängu-ruhn fördert die Beziehung zwischen Mutter und Kind.

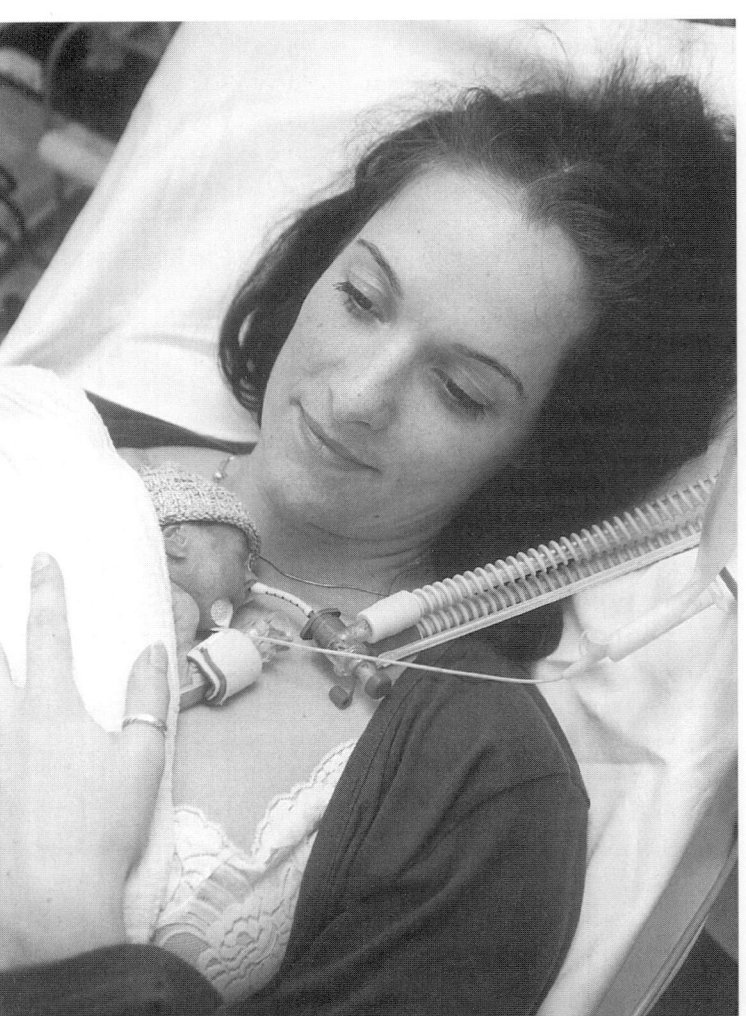

Eine Lippen-Kieferspalte bedecken Sie mit dem Daumen oder dichten sie mit der weichen Brust ab, sobald das Baby die Brustwarze erfasst. Stillen ist bei dieser Spaltform in der Regel kein Problem.

Eine isolierte Gaumenspalte oder Lippen-Kiefer Gaumenspalte wird gewöhnlich etwa ab dem dritten Tag durch eine Gaumenplatte geschlossen. Sie müssen herausfinden, ob Ihr Baby am besten am liebsten aufrecht gehalten wird oder möchte, dass ihm die Brust sozusagen in den Mund fällt. Der Rückengriff (s. S. 33) hilft oft.

Bei einer isolierten Gaumenspalte weiß niemand, ob das Baby beim Stillen mit oder ohne Gaumenplatte besser zurechtkommt. Manchmal ist es notwendig, die Brust gut zu formen, sodass genug Brustgewebe in den Mund des Babys gelangen kann; die so genannte Sandwichhaltung (s. S. 71) kann helfen. Da das Baby noch keinen Saugschluss herstellen kann, sollten Sie während des Stillens Milch mit ausstreichen.

Diese Probleme sind zu lösen.

Anfangs kann der Habermanfeeder, auch ein Brusternährungsset oder das Fingerfüttern nützen. Informationen dazu finden Sie auf S. 39, 48 und 49/50. Wenn eine Magensonde liegt, können Sie auch einfach während des Stillens aufsondieren.

Erfahrungsbericht: Anna, isolierte Gaumensegelspalte

Wenige Stunden nach der Geburt legte ich Anna an. Sie begann zu schreien, und da sah ich deutlich den gespaltenen Gaumen und das geteilte Zäpfchen. Der Kinderarzt bestätigte meine Beobachtung, beruhigte mich, da die Gaumenspalte hauptsächlich den Bereich des weichen Gaumens betraf. Nur in meinem Wunsch zu stillen stützte er mich nicht.

Die Schwestern machten mir Mut, es mit dem Stillen zu probieren. Ich begann gleich, meine Milchbildung anzuregen. Der Kieferchirurg befand, dass bei dieser Art der Spalte keine Platte notwendig sei, und auch er ermutigte mich zum Stillen. Nach sieben Tagen ging ich heim. Anna hatte bis zu diesem Zeitpunkt knapp 100 g zugenommen. Zu Hause legte ich sie an und hatte den Eindruck, dass sie gut trank. Am Ende der zweiten Woche aber hatte sie nicht zu-, sondern sogar 200 g abgenommen. Mein Kinderarzt war sehr einfühlsam, drückte aber klar aus, dass ich nun doch zufüttern müsse.

Ich rief dann bei einer Stillberaterin an, die mir empfohlen wurde, da sie Erfahrung mit Spaltkindern habe. Wir stellten einen Ernährungsplan auf, ich lieh mir eine elektrische Pumpe mit Doppelabpumpset, und ich besorgte einen Trinkbecher. Vor dem Anlegen pumpte ich die Brust an, damit die Milch leicht floss. Dann probierte ich verschiedene Stillhaltungen aus. Trotzdem brauchten wir für jede Stillmahlzeit gut zwei Stunden. Dann bot ich die noch weiter erforderliche Menge mit dem Becher an.

Wir nahmen Kontakt mit dem Spezialisten auf, der Anna mit acht Wochen operierte. Nach einem vierzehntägigen Klinikaufenthalt hatte sie noch eine Magensonde liegen, trank Muttermilch aus der Flasche mithilfe des Habermanfeeders und hatte ihre ersten Stillversuche gewagt. Zu Hause beschloss ich dann, sie nach Bedarf anzulegen – so schnell, wie sie die Technik des Flaschensaugens herausgefunden hatte, lernte sie nun, an der Brust zu saugen. Nach weiteren fünf Tagen hatten wir es geschafft – ich stillte sie über acht Monate voll und dann, bis sie zwei Jahre alt war, noch gut zweimal am Tag.

Joanne F.

Magen-Darm-Krankheiten

Oft treten Störungen auf, sobald Sie zufüttern. Das Baby hat Fieber, erbricht, hat Durchfall und trinkt schlecht. Um dem akuten Flüssigkeitsverlust vorzubeugen, sollten Sie häufiger stillen. Sonst braucht es evtl. zusätzliche Flüssigkeit. Fragen Sie Ihren Kinderarzt.

Legen Sie das Kind so ins Bett, dass es keinesfalls Erbrochenes einatmet. Prinzipiell ist Muttermilch die beste Heilnahrung, da sie die zerstörte Darmschleimhaut regeneriert. Sie müssen nicht auf eine Heilnahrung umstellen. Eine Milchpause ist nur bei Kunstnahrung erforderlich!

Meningitis (Hirnhautentzündung)

Wenn das Baby in der Kinderklinik aufgenommen wird, versuchen Sie, ein Mutter-Kind-Zimmer zu bekommen. Halten Sie die Milchbildung durch Abpumpen aufrecht und stillen Sie wieder, sobald es möglich ist.

Bieten Sie dem Baby häufig die Brust an, auch zum Trost. Vor dem Stillen sollten Sie Nasentropfen einträufeln, damit es ohne Probleme atmen kann. Es gibt auch Ohrentropfen, die den Schmerz mildern. Die sollten Sie rechtzeitig vor dem Anlegen einsetzen. Die Stillhaltung wählen Sie so, dass Ihre Brust keinen Druck auf das betroffene Ohr ausübt. Der Kopf sollte nach Möglichkeit frei auf einem stützenden Kissen liegen. Babys mit Kiefer-Gaumenspalten sind anfällig für Ohrinfektionen.

Mittelohrentzündung

Auch diese Babys entwickeln sich besser, wenn sie voll gestillt und ggf. Enzyme und Vitamine hinzugegeben werden. Achten Sie darauf, dass das Baby Hintermilch erhält.

Mukoviscidose

Ihr Baby wird in der Regel innerhalb von 24–48 Stunden operiert. Beginnen Sie so bald wie möglich mit dem Abpumpen, damit Sie Stillversuche starten können, sobald der Nahrungsaufbau stattfindet. Bei der Stillposition ist Ihre Kreativität gefragt. Das Kind liegt oft auf dem Bauch, und Sie müssen beim Anlegen darauf achten, dass kein Druck auf den Operationsbereich ausgeübt wird.

Myelomeningocele

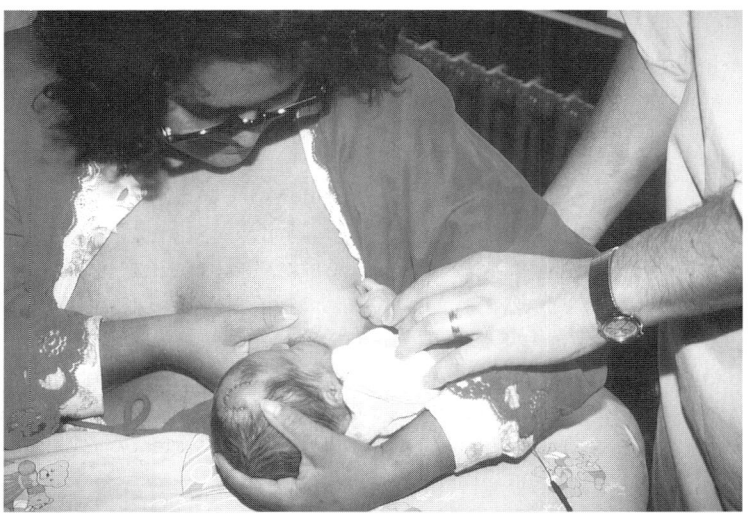

Das Baby hat die Operation gut überstanden.

101

*N*ekrotisierende
Enterokolitis (NEC)
bei Frühgeborenen

Stillen ist bei einer akuten NEC nicht möglich. Sie sollten dann die Milchbildung durch Abpumpen aufrecht erhalten. Sobald ein langsamer Nahrungsaufbau über die Magensonde erfolgt, ist Muttermilch die beste Nahrung. Wenn es dem Baby wieder gut geht, können Sie es anlegen.

*N*eurologische
Funktionsstörungen

Die betroffenen Babys weisen einen unkoordinierten Saug-Schluck-Atemrhytmus auf, und ihr Muskeltonus ist hyperton (s. S. 95) oder auch hypoton (s. S. 96) beeinträchtigt.

*Ö*sophagusatresie

Das Baby muss operiert werden. Beginnen Sie umgehend mit dem Abpumpen. Wenn das Baby sich erholt hat, erfolgt ein langsamer Nahrungsaufbau über die Magensonde.

*O*peration allgemein

Lassen Sie sich mit Ihrem Kind aufnehmen und halten Sie die Milchbildung durch Abpumpen aufrecht. Die Muttermilch passiert den kindlichen Körper nach wissenschaftlichen Studien innerhalb von $1^1/_2$ Stunden. Die letzte Stillmahlzeit kann also eine bis vier Stunden vor der Operation stattfinden. Sobald es möglich ist, beginnen Sie wieder mit dem Stillen. Wählen Sie die Stillhaltung, die Ihrem Kind am angenehmsten ist.

Erfahrungsbericht: Lea Sophie, Kurzdarmsyndrom

Lea Sophie erblickte nach einer bilderbuchmäßigen Geburt das Licht der Welt. 24 Stunden später fanden wir uns in der Kinderklinik wieder. Nach einer schweren Darm-Operation mit großem Blutverlust begannen die Stunden bangen Wartens.

In der Kinderklinik durfte sie anfangs wegen einer möglichen Überlastung des verbliebenen restlichen Dünndarms nicht gestillt werden. Sie bekam aber in streng rationierter Menge Muttermilch aus der Flasche. Deshalb pumpte ich ca. vier Wochen lang regelmäßig in der Klinik wie auch zu Hause – eine sehr harte Zeit. Die Stillsituation in der Kinderklinik war teilweise verdammt problematisch. Beengte Räumlichkeiten, harte Stühle – wenn vorhanden –, Trubel und Visiten von ÄrztInnen, Schwestern und KrankengymnastInnen, das ständige

Piepsen von Monitoren und anderen Gerätschaften und die Angst um das eigene Kind – und dann sollte möglichst der Milchfluss noch „auf Kommando" einsetzen oder später natürlich anhalten.

Nach weiteren vier Wochen wurden wir dann für unsere Bemühungen belohnt! Lea Sophie wurde von mir das erste Mal gestillt und durfte an der Brust so viel trinken, wie sie wollte und auch konnte. Sie trank beim ersten Mal so viel, dass wir alle Angst hatten, der Darm würde in Mitleidenschaft gezogen! Aber das Gegenteil war der Fall.

So bekam sie nun täglich zwei Stillmahlzeiten und den Rest der Muttermilch aus der Flasche. Nach einer Woche durfte ich Lea Sophie voll stillen. Ab diesem Zeitpunkt genossen wir die täglichen Stillzeiten. Aufgrund der positiven Entwicklung durften wir die Kinderklinik viel früher verlassen, als wir gehofft hatten.

Sandra und Dirk V. H.

Phenylketonurie

Hier wird Teilstillen empfohlen. Neben der Spezialnahrung soll das Baby einen bestimmten Anteil Muttermilch erhalten. Wenn Sie abpumpen, sollten Sie die Vordermilch in diesem Falle verwerfen und dem Baby die kalorienreiche Hintermilch geben. Abgepumpte Muttermilch können Sie im Kühlschrank aufrahmen lassen (s. S. 22).

Phototherapie

Alle 2–3 Stunden anlegen! Evtl. braucht das Baby zusätzliche Flüssigkeit.

Pylorusstenose (Magenpförtnerverengung)

Sobald das Baby kräftig genug ist, wird die Verengung mit einer Operation behoben. Nach einer sechs- bis achtstündigen Stillpause können Sie das Kind wieder anlegen, zu Beginn nur an einer Seite pro Mahlzeit und vielleicht auch zeitbegrenzt, denn es darf nicht zu viel auf einmal trinken. Als Stillposition eignet sich hier eine aufrechte Haltung. Wenn die Operationswunde abgeheilt ist, hat das Baby in der Regel keine Probleme mehr.

Schnupfen

Wenn die Nase des Babys verstopft ist, kann es nicht saugen. Sie können ihm helfen, indem Sie etwas Muttermilch oder physiologische Kochsalzlösung in die Nase träufeln. Es gibt auch einen speziellen

Nasensekretabsauger in der Apotheke. Achten Sie darauf, dass die Raumluft nicht zu trocken ist. Luftbefeuchter sind kein Luxus. Manchmal hilft es auch, eine nasse Mullwindel über die Heizung zu hängen.

Soor

s. S. 88

Spucken

Spucken ist ein natürlicher Reflex und fast nie ein Grund zur Sorge. Vielleicht verkraftet das Baby nach dem Stillen das Wickeln nicht. Nur wenn Ihr Kind nach jedem Stillen im Schwall erbricht, sollten Sie den Kinderarzt zu Rate ziehen.

Zöliakie

Bei Babys führt diese Allergie meist mit Einführung von Beikost zu schlechterer Nahrungsaufnahme und -verwertung. Sie können vorbeugen, indem Sie so lange wie möglich ausschließlich stillen und dann Beikost mit Getreide ohne Glutengehalt einführen.

Zungenbändchen zu kurz

Das Zungenbändchen wird durchtrennt. Das Kind kann gleich danach angelegt werden.

Medikamente in der Stillzeit

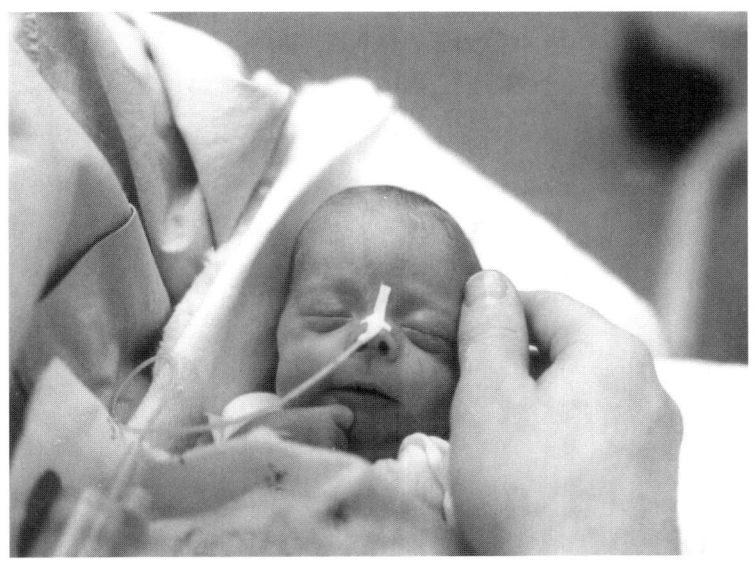

*Natürlich sollte im Idealfall keine stillende Mutter
ein Medikament nehmen. Wenn es aber doch sein
muss, beobachten Sie Ihr Kind bitte möglichst genau.*

Wichtige Anzeichen
- Das Baby ist im Gegensatz zu früher nervös – oder ausgesprochen schläfrig.
- Es hat Koliken.
- Es entwickelt eine Gelbsucht, einen Haut- oder Windelausschlag.
- Es bekommt Durchfall und nimmt vielleicht sogar ab.
- Seine Atmung ist verändert, die Hautfarbe bläulich.

Falls Ihr Kind eine allergische Reaktion zeigt, notieren Sie genau den Namen des „schuldigen" Präparats und den darin enthaltenen Wirkstoff, damit dieses Medikament in Zukunft vermieden werden kann. Wenn Sie eine Narkose bekommen, sollten Sie vorher durch Abpumpen einen Muttermilchvorrat anlegen.

Es gibt eine ganze Anzahl von Medikamenten, deren Einnahme für eine stillende Mutter unbedenklich ist.

Tipp!

Bitte besprechen Sie jede Einnahme von Medikamenten in der Stillzeit mit Ihrer Ärztin oder Ihrem Arzt. Sie oder er muss darauf achten, ob die Substanzen muttermilchgängig und ob Nebeneffekte bekannt sind. Scheuen Sie sich nicht, in der Arztpraxis auf das Buch *Arzneiverordnung in Schwangerschaft und Stillzeit* (s. S. 126) hinzuweisen.

Jedes Bundesland verfügt außerdem über eine Medikamenten-Hotline, deren aktuelle Nummer Sie im Bedarfsfall für Ihr Bundesland in Ihrer Apotheke erfragen. Fragen Sie nach, ob Ihr Präparat auch in der Kinderheilkunde Anwendung findet – diese Medikamente werden von Kindern besser vertragen. Falls die Substanz muttermilchgängig ist, sollten Sie wissen, in welchem Zeitraum sie wieder abgebaut wird. Dann können Sie die Einnahme mit Ihrem Stillrhythmus koordinieren. Wenn Sie mehrmals täglich einnehmen müssen, ist der beste Zeitpunkt immer direkt nach dem Stillen, damit das Medikament bis zur nächsten Stillmahlzeit möglichst weit abgebaut ist.

Bei einigen Medikamentengruppen dürfen Sie auf keinen Fall stillen. Dazu gehören Immunsuppressiva, Zytostatika und radioaktive Substanzen. Vielleicht müssen Sie nur einige Tage lang ein solches

Präparat nehmen. Dann brauchen Sie nicht abzustillen, sondern können durch Abpumpen die Milchproduktion aufrecht erhalten. Natürlich müssen Sie die Milch während dieser Tage wegschütten. Nachdem das Medikament abgesetzt ist, wird Ihre Ärztin oder Ihr Arzt entscheiden, wann Sie wieder stillen können.

In der nachfolgenden Medikamentenzusammenstellung nenne ich die gängigsten Wirkstoffe und danach in Klammern gängige Präparate, die diese Wirkstoffe enthalten. Soweit bekannt, gebe ich Ihnen auch die Halbwertzeit an: Das ist die Zeitspanne, nach der der Wirkstoff im Blutplasma noch halb so stark wie direkt nach der Einnahme nachweisbar ist. Wenn dort „zwei bis drei Studen" steht, heißt das also, dass die Hälfte des Medikaments in diesem Zeitraum abgebaut wurde.

Antiinfektiva (Entzündungsbekämpfende Mittel)

Antibiotika

Wenn sie in die Muttermilch übergehen, kann die kindliche Darmflora zerstört werden.

Penicillinderivate

Stillen ist uneingeschränkt möglich. Nur wenn allergische Reaktionen auftreten, sollten Sie ein Alternativpräparat wählen. Notieren Sie Namen und Wirkstoff des unverträglichen Präparats, damit Ihr Kind künftig Alternativen erhält. Folgende Wirkstoffe können allergische Reaktionen hervorrufen: Amoxicillin (Augmentan®, Clamoxvl®), Ampicillin (Binotal®), Benzathine, Benzylpenicillin (Penicillin G®), Dicloxacillin (Dichlor Stapenor®, Stapenor®, Stapyhlex®), Piperacillin (Pipril®).

Cephalosporine

Hier gilt dasselbe wie bei den Penicillinderivaten, s. o. Der Wirkstoff Cephalosporine (Ceprexin®, Oracef®) kann empfohlen werden.

Erythromycine

Keine Bedenken. Gängige Präparate sind Erythrocin®, Erythromycin-Wolff® und Pädiathrocin®.

Aminoglykosid-Antibiotika

Auch sie erscheinen nur minimal in Muttermilch. Empfohlen werden: Gentamycin (Refobacin®), Tobramycin (Gernebcin ®), Streptomycin, Amikacin (Biklin®).

Nur in Ausnahmefällen erlaubt und generell kontraindiziert sind Tetrazycline (Vibramycin® und Doxy-Wolff®). Sie führen evtl. zu Zahnschäden und Zahnverfärbungen, werden allerdings durch das in der Muttermilch enthaltene Kalzium zum Teil deaktiviert. Absolut kontraindiziert sind Chloramphenicol (Paraxin®, Chloramsaar®), Sulfonamide/Trimethoprim (Bactrim®, Co~Trimoxacol®, Eusaprim®, Bactoreduct®), Nalidixinsäure/Gyrase-Hemmstoffe (Nogram®, Ciprobay®, Tarivid®) und Metronidazol (Clont®, Arilin®, Flagyl®).

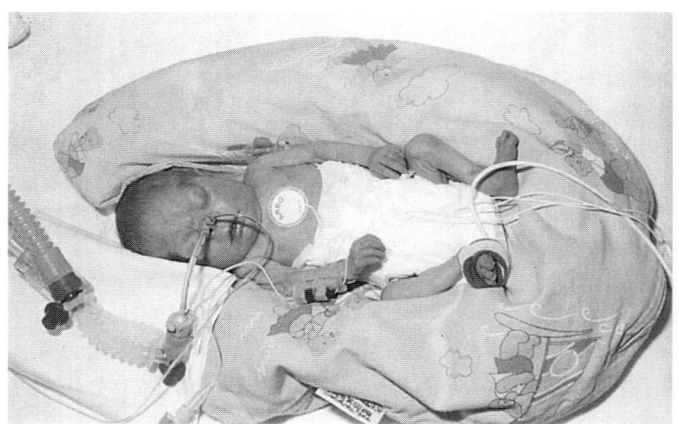

Anaesthetika (Narkosemittel)

Wenn Sie eine Narkose bekommen, sollten Sie vorher durch Abpumpen einen Muttermilchvorrat anlegen. Außer Sauerstoff sind mit dem Stillen vereinbar: Äther (Äther zur Narkose®), Halothane (Fluothane®, Halothan Höchst®), Ketamine (Ketanest®), Lachgas (Stickoxydul Höchst®), Thiopental (Trapanal®, Penthothal®). Thiopentale sind muttermilchgängig, haben aber eine sehr kurze Halbwertszeit und sind daher unbedenklich.

Lokalanästhetika

Bei einmaliger Anwendung können alle Präparate verwendet werden. Ausnahme: Mittel, die den Wirkstoff Prilocain enthalten (zum Beispiel Xylonest®).

Lidocain (Xylocain®) und Bupivacaine (Bupivacain®, Carbostesin®) sind nur minimal in der Muttermilch nachweisbar und unproblematisch, vor allem, wenn zusätzlich Adrenalin gegeben wird.

Atropine (Atropin®) sind kein Stillhindernis. Eine einmalige Gabe von Chloralhydrat (Chloraldurat®) kann das Kind schläfrig machen. Diazepam (Valium®, Diazepam ratiopharm®), Morphine und Promethazine (Atosil®) lassen sich als einmalige Dosis ebenfalls mit dem Stillen vereinbaren.

Präoperative Medikation

Herz-Kreislauf-Mittel

In der Stillzeit unbedenklich sind: Verapamil (Isoptin®), Diltiazem (Dilzem®), Nifedipin (Adalat®), Nintrendepin (Bayotensin®), Lidocain (Xylocain®), Mexiletin (Mexitil®) und Chinidin (Chinidin duriles®). Absolut kontraindiziert sind: Procainamid (Procainamid Duriles®), Disopyramid (Rhythmodul®) und Amiodaron (Cordarex®).

Antiarrhythmika (gegen Herzrhythmusstörungen)

Heparin (Calciparin®, Liquemin®, Thrombophob®) und Streptokinase (Streptase®) gehen nicht in die Muttermilch über, Stillen ist möglich.

Antikoagulantien (Blut verdünnende Medikamente)

Beim Wirkstoff Alpha-Methyldopa (Dopergyt®, Presinol®)gibt es Meldungen über positive, keine über negative Effekte. Er bewirkt das Ansteigen der Milchproduktion.

Antihypertensiva (Blutdruck senkende Medikamente)

Mit dem Stillen vereinbar sind: Wirkstoff: Labetalol (Trandate®), Oxyprenolol (Trasicor®), Propanolol (Dociton®), Metoprolol (Lopresor®, Beloc®), Dihydralazin (Dhyzin®, Nepresol®), Timolol (Teinserin®) und Nadolol (Solgol®).

Kontraindiziert sind: Sotalol (Sotalex®), Atenolol (Tenormin®), Acebutolol (Prent®) und Mepindolol (Corindolan®).

Bei Hydralazine wurden bisher keine unerwünschten Nebenwirkungen beobachtet, aber es liegen noch wenig Daten vor.

Achten Sie auf Hypoglykämie und/oder Kreislaufprobleme beim Kind, wenn Sie Beta-Rezeptorenblocker nehmen.

Folgende Mittel sollten nicht verwendet werden: Clonidin (Cata-presan®), Reserpin (Reserpinsaar®), Prazosin (Minipress®), Minoxidil (Lonolox®) und Captopril (Lopirin®).

Erfahrungsbericht: Stefan, zu früh geboren

Ich musste Blutdruckmedikamente einnehmen, und der behandelnde Arzt empfahl mir, erst gar nicht mit dem Anregen der Milchbildung anzufangen.

In der Kinderklinik sprach mich die Stillberaterin an, ich klagte ihr mein Leid. Sie klärte mich darüber auf, dass es auch Blutdruckmittel gibt, die stillfreundlich sind, und sogar einige, die die Milchbildung unterstützen. Sie machte mir eine Kopie aus einem Arzneimittelbuch für meinen behandelnden Arzt und schrieb mir auf, welche Medikamente in Frage kämen. Das hat mir Mut gemacht, und ich habe am selben Tag mit meinem Arzt darüber gesprochen. Er änderte die Verordnung – und sagte mir, wie lange ich noch die abgepumpte Muttermilch verwerfen müsse, bis das nicht stillfreundliche Medikament abgebaut sei.

Es war eine Aussicht auf etwas Positives, was mich stärkte. Bis zu Stefans Entlassung mit 37 Schwangerschaftswochen hatte er es gepackt, ich konnte ihn ausschließlich stillen.

Annemarie M.

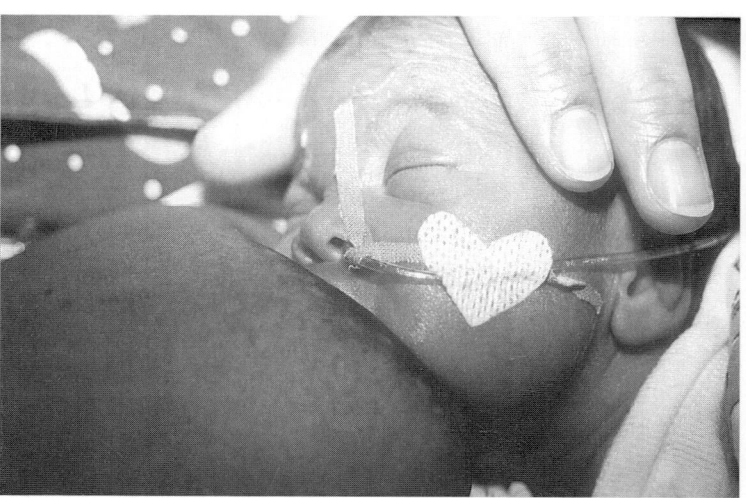

Dihydroergotamine (Angionorm®, Dihydergot®) können eingenommen werden.

Blutdruck steigernde Medikamente

Stillen ist uneingeschränkt möglich bei Anwendung der Wirkstoffe Digitalis (Lanicor®), Methyldigoxin (Lanitop®) und Acetyldigoxin (Novodigal®).

Digitalis

Die erwünschte Ausschwemmung von eingelagertem Wasser kann unerwünschte Nebenwirkungen haben. Manchmal lässt die Milchbildung nach. Bei den Kindern wurde ein Anstieg des Bilirubins beobachtet, insbesondere bei den Wirkstoffen Furosemid (Lasix®) und Thiazide. Für gelegentliche Einnahme kommen in Frage: Furosemid (Lasix ®), Hydrochlorthiazid (Esidrix®) und Spironolacton (Aldactone®).
Kontrainidiziert ist Chlortalidon (Hygroton®).

Diuretika

Bisher wurden keine Nebenwirkungen bekannt. Gängig sind Pentoxyfyllin (Claudicat®, Trental®) und Naftidrofuryl (Nafti ratiopharm®, Dusodril®).

Durchblutungsmittel

Schmerzmittel

Hier fasse ich die Analgetika (Schmerzmittel), Antipyretika (fiebersenkenden Mittel) und nicht steroiden Antirheumatika zusammen.

s. Morphine, S. 112.

Codeine zur Schmerzbekämpfung

Develin®, Fentanyl®, Fentanyl-Janssen® können in Einzelgaben gegeben werden.

Dextropropoxyphen

Der zu empfehlende Wirkstoff ist auch hier Paracetamol (s. S. 112). Bei einem Anfall können Sie nach Ibuprofen, Acetylsalicylsäure (Aspirin®) oder Dihydroergotamin (Dihydergot®) greifen. Ergotaminderivate sollten Sie meiden. Vielleicht verringert sich Ihre Milchmenge.

Migränemittel

Kontraindiziert sind Lisurid (Cuvalit®, Dopergin®) und Methysergid (Deseril®).

Morphine zur Schmerzbekämpfung

In Einzeldosen akzeptabel. Vermeiden Sie mehrfache Einnahme.

Nicht steroide Antiphlogistika (Entzündungshemmer)

Stillverträglich sind Ibuprofen (Dolgit®, Aktren®, Gynofug®, Optalidon®) und Flurbiprofen (Froben®). Halbwertzeit bei Ibuprofen ca. 2, bei Flurbiprofen ca. 3 Stunden. Nicht zu empfehlen sind in dieser Medikamentengruppe die Wirkstoffe Naproxen (Proxen®), Indometacin (Amuno®) und Piroxicam (Felden®).

Opiate zur Schmerzbekämpfung

Diese Mittel gehen schon bei einmaliger Dosis in geringer Konzentration in die Muttermilch über. Mehrmalige Gaben kumulieren die Wirkung. Ihr Kind kann mit Atemnot, niedrigem Puls oder Zyanose reagieren. Falls Sie bei der Entbindung Opiate bekommen haben, wird das Kind vielleicht schläfrig sein und Probleme beim ersten Anlegen haben.

Paracetamol

(Benuron®, Treupel Mono®) kann unbedenklich eingenommen werden. Die Halbwertzeit in der Muttermilch liegt bei 2,6 Stunden.

Pethidine

Einzelgaben von Dolantin® sind möglich. Vielleicht reagiert Ihr Kind mit Atempausen, Pulsabfall, Zyanose und Schläfrigkeit. Diese Mittel bauen sich langsam ab.

Pyrazol-Derivate

Hierzu liegen wenig Erfahrungswerte vor; deshalb sollten Sie lieber zu Phenylbutazon (Butazolidin®) greifen. Nebeneffekte wurden bisher nicht beschrieben; Halbwertzeit 30 bis 120 Stunden. Kontraindiziert sind Metamizole (Novalgin®).

Salicylsäurederivate

Aspirin® oder ASS-Ratiopharm® dürfen einmalig oder kurzzeitig in niedriger Dosierung eingenommen werden (höchstens 1,5 g pro Tag). Nebeneffekte beim Kind können als Gerinnungsstörungen und metabolische Übersäuerung auftreten. Die Halbwertzeit beträgt über 7 Stunden. Paracetamol ist vorzuziehen!

Antiallergika, Antiasthmatika, Hustenmittel

Einige Medikamente zur Behandlung von Asthma und Bronchialkrampf können unbedenklich angewendet werden, da die Halbwertzeit 2–3 Stunden beträgt und bisher keine Nebeneffekte beim Kind beobachtet wurden. Bei Inhalation ist der Übergang in die Muttermilch noch geringer als bei oraler Einnahme. Nehmen Sie Terbutalin (Bricanyl®), Salbutamol (Sultanol®, Broncho Spray®) oder Fenoterol (Berotec®).

Antiasthmatika

Diese Präparate zur Behandlung allergischer Erkrankungen und gegen Erbrechen haben bisher keine Nebeneffekte beim Kind verursacht. Es gibt keine Daten zum Übergang in die Muttermilch. Die Halbwertzeit beträgt 2–3 Stunden. Empfehlenswert sind Triprolidin (Pro Actidil®) und Meclozin (Bonamine®).

Antihistaminika (H1-Blocker)

In niedriger Dosierung bis maximal 40 mg pro Tag können eingenommen werden: Prednison (Prednison Dorsch®, Decortin®), Prednisolon (Ultracorten®), Methylprednisolon (Medrate®, Urbason®). Ist die Tagesdosis höher, sollten Sie nach der Einnahme vier Stunden mit dem Stillen warten.

Corticosteroide

Medikamente mit dem Wirkstoff Dextromethorphan (Rheila Hustenstiller®, WICK Formel 44®) und Codein (Bronchoforton Codeinsaft®, Tussipect®) sind in Einzelgaben erlaubt, aber nur, wenn Ihr Husten richtig quält.

Hustenstiller

In der Stillzeit gut verträglich sind: Ambroxol; (Expit®, Stas Hustenlöser®), Bromhexin; (Bisolvon®, Bromhexin Ratiopharm®) und Acetylcystein (Fluimucil®, ACC®).

Schleimlöser

Theophyllinpräparate (Duraphyllin®, Euphyllin®) können in der Stillzeit in Retarddosierung angewendet werden, bei Bedarf durch zweimalige Einzeldosis pro Tag. Tropfen, Zäpfchen, Injektionen und Infusionen fordern evtl. eine Stillpause. Die Plasma-Halbwertzeit beim Neugeborenen beträgt 15–40 Stunden!

Theophylline

Magen-Darm-Mittel

*A*bführmittel

Natürliche Mittel wie Agar Agar, Leinsamen und Kleie können auch beim Kind Durchfall hervorrufen. Bei folgenden Präparaten/Wirkstoffen wurden keine Nebeneffekte beobachtet: Senna (Pursenid®, Agiolax®) und Bisacodyl (Dulcolax®, Stadalax®). Kontraindiziert ist Natriumpicosulfat (Laxoberal®, Rizinus®).

*A*ndere Magen-
Darm-Mittel

Bei Blähungen ist Simethicinon (Sab simplex®, Elugan®) unbedenklich. Der Wirkstoff Metoclopramid (Duraclamid®, Paspertin®) hat evtl. unerwünschte Nebeneffekte beim Kind: Beeinträchtigung der Entwicklung des zentralen Nervensystems und Blockierung der Dopaminrezeptoren.

*A*ntacida (gegen
Magenübersäuerung,
Magengeschwür-
therapeutika)

Möglich sind: Aluminiumhydroxyd (Aludrox®) und Magnesiumcarbonat (Solugastril®, Maaloxan®). Absolut kontraindiziert sind: Cimetidin (Tagamet®), Ranitidin (Sostril®, Zantic®), Famotidin (Gamor®, Peptul®) und Nizatidin (Gastrax®). Wenn Sie eins dieser Präparate nehmen müssen, hilft leider nur eine Stillpause.

*C*olitis ulcerosa

Sie können stillen, sollten aber das Kind genau beobachten bei der Einnahme von Mesalazin (Asacolitin®, Salofalk®), Olsalazin (Dipentum®) und Salazosulfapyridin (Colo Pleon®, Azulfidine®).

*M*ittel gegen
Erbrechen

Butylscopolamin (Buscopan®) kann eingenommen werden. Kontraindiziert sind alle atropinhaltigen Magenpräparate.

Mittel gegen spezielle Infektionen

*A*ntimykotika

Unbedenklich sind: Nystatin (Nystatin®, Mykundex®, Moronal®) und Miconazole (Daktar®).

*K*opfläuse

Sie können Pyrethrumextrakt (Goldgeist forte®) anwenden. Kontraindiziert ist Lindan (Jacutin®)!

Behandlung mit Benzylbenzoat (Antiscabiosum Mago®) ist möglich.

Krätze (Milbe)

Es wurden bereits Gelbsucht und Blutzellenzerfall (Hämolyse) beim Kind beobachtet. Die Einnahme von Chloroquin (Resochin®) ist möglich.

Malariamittel

Wenn bei Ihrem Kind Nebeneffekte, zum Beispiel Bilirubin-Anstieg, auftreten, sollten Sie auf ein anderes Präparat ausweichen oder eine Stillpause einlegen. Empfohlener Wirkstoff ist Streptomycin. Möglich sind Isoniazid (Isozid®), Pyrazinamide (Pyrafat®), Rifampizin (Rifa®) und Ethambutol (Myambutol®).

Tuberkulostatika

Virustatika können das kindliche Immunsystem beeinflussen. Sie müssen deshalb nach dem Einnehmen eine Stillpause einlegen. Die äußerliche Anwendung von Salbe mit Aziclovir (Zovirax®) bei Herpes Simplex ist möglich.

Virustatika

Hierzu liegen nicht viele Daten vor. Die Präparate wirken im Magen-Darm-Trakt der Mutter und gehen kaum in andere Systeme über. Uneingeschränktes Stillen ist möglich bei den Präparaten Pyrivinium-embonat (Molevac®); Mebendazol (Vernlox®) (bei Behandlung von Oxyuren), Niclosamid (Yornesan®) (bei Behandlung anderer Wurmarten) und Pyrantel (Helmex®). Eingeschränkt empfehlenswert ist Praziquantel (Biltricide®, Cesol® und Cysticide®).

Wurmmittel

Gynäkologische Medikamente

Bromocriptin (Pravidel®) für die ersten sechs Wochen unterbindet die Prolaktinausschüttung. Es ist nicht zu empfehlen. Methylergometrin (Methergin®) sollte außer der einmaligen Gabe im Kreißsaal nicht mehr angewendet werden, weil es beim Kind zu Unruhe, Durchfall, Erbrechen und Hautausschlag führen kann. Eine Alternative ist Oxytozin. Kontraindiziert sind Ergotamine (Migrexan®)

Abstillmittel

Lokal angewendet kein Problem.

*Antimykotische /
antibakterielle
Vaginaltabletten*

Empfängnis-verhütung (Pille)

Niedrig dosierte Kombinationspräparate oder Gestagen-Monopräparate (Minipille) sind in der Stillzeit erlaubt. Nehmen Sie die erste Pille frühestens sechs Wochen nach der Entbindung. Nebenwirkungen sind möglich.

Bei Einnahme von Östrogenen wurde ein Rückgang der Milchproduktion um 42 % beobachtet. Bei mangelernährten Müttern, auch bei Müttern mit eingeschränkter Milchbildung ist dies ein drastischer Nebeneffekt.

Bei folgenden Medikamenten wurde keine Beeinflussung der Milchmenge beobachtet: Norethisteron (Micronovum®), Levonorgestrel (Microlut®, Norgestrel ®) und Medroxyprogesterofl (Clinovir®, Farlutal®). Kontraindiziert in der Stillzeit ist Cyproteronacetat (Diane®).

Hormone

Einnahme von Oxytozin (Syntocinon®) ist möglich. Der kurzzeitige Einsatz von Syntocin-Nasenspray über zwei Tage unterstützt Milchspendereflex und Gebärmutterrückbildung.

Insulin und Schilddrüsenmedikamente

Antidiabetika (Insulin)

Diabetische Mütter können uneingeschränkt stillen, denn die Medikamente gelangen nicht in die Muttermilch. Bei der Einnahme von Tolbutamid (Rastinon®) kann es beim Kind zu Gelbsucht kommen.

Thyreostatika (Schilddrüsen-medikamente)

Mit dem Stillen vereinbar sind Thyroxin (Euthyrox®) und Propylthioracil (Propycil®, Thyreostat II®). Kontraindiziert sind: Thiarnazol (Favistan®) und Carbimazol (Neo~Thyreostat®).

Psychopharmaka

Nehmen Sie nur Mittel mit kurzer Halbwertzeit und geringem Übergang in die Milch!

Antidepressiva (Mittel gegen Depressionen)

Trizyklische Antidepressiva sind unter ärztlicher Aufsicht zulässig: Amitriptylin (Euplit®, Saroten®), Nortriptylin (Nortrilen®), lmipramin (Tofranil®) oder Desipramin (Pertofran®).

116

Lithium (Lithium Duriles®, Quilonum®) darf nur bei genauester Beobachtung und Kontrolle der Plasmawerte des Kindes eingenommen werden.

Valproinsäure (Convulex®, Ergenyl®) geht in die Muttermilch über. Trotz einer Halbwertzeit von 40 Stunden uneingeschränkt erlaubt: Phenyroin (Phenhydan®).

Antiepileptika

Auch bei der Einnahme von Carbamezepin (Sirtal®, Tegretal®) und Phenobarbital, Primidon (Mylepsinum®) ist Stillen möglich. Allerdings kann es beim Kind zu Trinkschwäche, Erbrechen und Müdigkeit kommen.

Wenn Sie Barbexaclon (Maliasin®, Clonazepam Rivotril®) nehmen, müssen die Serumkonzentrationen von Mutter und Kind gut überwacht werden. Mögliche Nebeneffekte beim Kind: Trinkschwäche, Müdigkeit und Atempausen.

Lormetazepam (Ergocalm®, Noctamid®) ist im Plasma des Kindes nicht nachweisbar. Es wurden keine Nebeneffekte beobachtet.

Benzodiazepine

Oxazepam (Azutranquil® und Adumbran®) hat eine Halbwertzeit von 6–25 Stunden und ist im Plasma des Kindes nicht nachweisbar.

Flunitrazepam (Rohypnol®) hat eine Halbwertzeit von 9–25 Stunden; ca. 3 % gehen in die Muttermilch über.

Nitrazepam (Novanox®, Mogadan®) hat eine Halbwertzeit von 18 bis 34 Stunden und ist im Plasma des Kindes nicht nachweisbar.

Diazepam (Valium®) hat eine Halbwertzeit von 30–90 Stunden und sollte daher nicht als Dauermedikation eingesetzt werden. Eine kurzzeitige oder einmalige Dosierung bis 10 mg ist möglich.

Kontrainidiziert sind: Lorazepam (Tavor®), Globazarn (Frisium®), Prazepam (Demetrin®), Bromazepam (Lexotanil®) und Chlomethiazol (Distraneurin®).

Bei Einnahme von Phenoprocoumon (Marcumar) und Warfarin (Coumadin) darf gestillt werden. Ihr Kind erhält evtl. Vitamin-K-Gaben zur Prophylaxe.

Cumarinderivate

Neuroleptika   Eine vorübergehende Anwendung in der Stillzeit ist möglich, wobei die Dosis sehr vorsichtig eingestellt werden muss. Beim Kind kann es zu Verhaltensauffälligkeiten, Störungen im Bereich des zentralen Nervensystems, Lethargie sowie Trinkschwäche kommen. Alle Neuroleptika haben hohe Halbwertzeiten von 12–30 Stunden. Unter ärztlicher Kontrolle können Sie Chlorprothixen (Truxal®, Taractan®), Zuclopenthixol (Sedanxol®), Flupentixol (Fluanxol®) oder Haloperidol (Haldol®) einnehmen. Kontraindiziert ist Chlorpromazin (Megaphen ®).

Röntgen und Impfungen

Röntgen   ohne weiteres möglich.

Impfungen   Sie können sich in der Stillzeit impfen lassen. Allerdings sollten Totvakzine verwendet werden. Auch voll gestillte Kinder sollten die üblichen Impfungen erhalten.

Anhang

Mutterschutzgesetz

Im Mutterschutzgesetz sind Ihre Rechte am Arbeitsplatz während der Schwangerschaft sowie für die Zeit danach, auch für die Stillzeit, geregelt. Prinzipell beträgt die Mutterschutzfrist nach einer normalen Entbindung acht Wochen. Nach einer Frühgeburt oder Mehrlingsgeburt stehen Ihnen zwölf Wochen zu. Seit Januar 1997 verlängert sich bei einer Frühgeburt die Mutterschutzfrist um die Zeit, die vor der Entbindung nicht in Anspruch genommen werden konnte (maximal 6 Wochen). Vgl. die Broschüre „Mutterschutzgesetz", S. 125.

Initiative Stillfreundliches Krankenhaus e. V.

Die Initiative Stillfreundliches Krankenhaus wurde 1990 in Deutschland gegründet. Seit 2000 ist sie ein Verein zur Stillförderung und Stillbegleitung in Krankenhäusern und Kinderkliniken. Sie folgt den Richtlinien von UNICEF und WHO. Krankenhäuser, die das 10-Schritte-Programm umgesetzt haben, können nach einer externen Begutachtung mit der Plakette „Stillfreundliches Krankenhaus" ausgezeichnet werden. Mindestanforderungen sind: 75% der Mütter stillen ihre Babys ausschließlich, d. h. das Baby erhält keine andere Nahrung oder Flüssigkeit als Muttermilch. Schnuller und Stillhütchen werden in den ersten Tagen nicht routinemäßig eingesetzt, und die Mütter werden über die negativen Einflüsse auf den Stillbeginn aufgeklärt.

In der Klinik gibt es nichts, was das Stillen negativ beeinflussen könnte: keine Geschenke und Proben der Muttermilch-Ersatzprodukt-Hersteller, keine Plakate, Poster, Faltblätter, Broschüren, Bücher, die eine Verbindung zu diesen knüpfen. Vertreter haben keinen Direktkontakt zu Müttern, weder in der Geburtsvorbereitung noch auf der Wochenstation.

Nationale Stillkommission

Die Nationale Stillkommission wurde 1994 im Auftrag des Bundesgesundheitsministeriums eingerichtet. Ihr gehören Stillexperten verschiedener Berufsgruppen, Berufsverbände und Nichtregierungsorganisationen an, die durch gemeinsame Maßnahmen und Empfehlungen das Stillen in Deutschland fördern wollen. Die Veröffentlichungen der Stillkommission richten sich an Fachpersonal und an Eltern. Es wurden z. B. Stillempfehlungen zur Einlage in den Mutterpass wie auch das Kinderuntersuchungsheft entwickelt, die in verschiedenen Sprachen erhältlich sind. Informationen zu Stillproblemen, Abpumpen von Muttermilch, Berufstätigkeit und Stillen, mangelnder Gewichtszunahme und anderen Problemen sind über das Internet abrufbar.

Die Stillsituation ist laut „Ernährungsbericht 2000" wie folgt. 73 % der Mütter stillen am 5. Tag ihre Babys ausschließlich. Nach 14 Tagen tun das noch 60 %, nach 2 Monaten 42 %, nach 4 Monaten 33 %. Die Stillkommission setzt sich dafür ein, die Stillsituation in Deutschland zu verbessern, und wird hierzu ein gezieltes Programm entwickeln.

Und wenn das Baby stirbt?

Jede Schwangerschaft, die mit einem Verlust endet, egal zu welchem Zeitpunkt und auf welche Art und Weise, kann als Grenzerfahrung prägend für das ganze Leben sein. Das Erlebnis der Todesnähe und der Euphorie des Überlebens verhelfen manchmal dazu, dass eine Frau ihr Leben verändern und völlig neu beginnen kann. In gleicher Weise kann der Prozess bei Abbrüchen erfahren werden: Trennung wie eine Geburt, wenn auch von außen eingeleitet und künstlich durchgeführt, gefolgt von Euphorie oder Erleichterung über das Überstehen der Situation, Trauer und Abschließen der Körperidentität, verbunden mit einer bewussten Neuorientierung.

Literatur zum Umgang mit Verlust und Trauer
Broschüre „Ein Kind verlieren und die Zeit danach", IGSL, Im Rheinblick 16, 55411 Bingen
Canackis, Jorgos: Ich sehe Deine Tränen – trauern, klagen, leben können, Kranz Verlag 16. Aufl. 2000
Fritsch, Julie, Ilse Sherokee: Unendlich ist der Schmerz ..., Kösel Verlag 1995
Goldmann-Posch, Ursula: Wenn Mütter trauern, Kindler Verlag 1988
Kast Verena: Trauern, Kreuz Verlag 3. Auflage 2000

Lothrop, Hannah: Gute Hoffnung – jähes Ende, Kösel Verlag 2. Aufl. 1999

Lutz, Gottfried und Barbara Künzler-Riebel: Nur ein Hauch von Leben, E. Kaufmann Verlag 4. Aufl. 1999

Schiff, Harriet: Verwaiste Eltern, Kreuz Verlag 6. Aufl. 1997

Adressen

Stillberatung in Deutschland

Aktionsgruppe Babynahrung, Untere Maschstraße 21, D-37073 Göttingen, Tel. 0551/531034, Fax 0551/531035, E-Mail: www.babynahrung.org

Arbeitsgemeinschaft Freier Stillgruppen, Rüngsdorfer Straße 17, D-53173 Bonn, Tel. 0228/3503871, Fax 0228/3503872, E-Mail: geschaeftstelle@afs-stillen.de

Aus- und Fortbildungszentrum zur Stillbegleitung, Zeppelinstraße 4, D-97074 Würzburg, Tel. 0931/8047999, Fax 0931/8047997, E-Mail: bbenkert@t-online.de

Berufsverband Deutscher Laktationsberaterinnen, IBCLC e. V. – BDL, Saarbrückener Straße 157, D-38116 Braunschweig, Tel. 0553/2506990, Fax 0551/2506991, E-Mail: BDL-Sekretarisat@t-online.de

Berufsverband Kinderkrankenpflege Deutschland, BeKD e. V., Janusz-Korczak-Allee 12, D-30173 Hannover, Tel. 0511/282608, Fax 0511/851516, E-Mail: Bv-Kinderkrankenpflege@t-online.de

Bund Deutscher Hebammen e. V. (BDH), Postfach 1724, D-76133 Karlsruhe, Tel. 0721/91889-0, Fax 0721/98189-20, E-Mail: info@bdh.de

Bund Freiberuflicher Hebammen Deutschlands e. V., Am alten Nordkanal 9, D-41748 Viersen, Tel. 02162/352149, Fax 02162/358592, E-Mail: bfdh@hebamme.de

Frauenmilchbank der Universitätskinderklinik Leipzig, Oststraße 21–25, D-04317 Leipzig

Initiative Stillfreundliches Krankenhaus, Krankenhaus Links der Weser, Senator-Weßling-Straße 1, D-28277 Bremen

La Leche Liga, Postfach 650096, D-81214 München, Tel./Fax 06851/2524, E-Mail: mail@lalecheliga.de (Beratung in

Dänisch, Englisch, Französisch, Isländisch, Niederländisch,
Spanisch, Türkisch, Ungarisch und Gebärdensprache)
Nationale Stillkommission, Bundesinstitut für gesundheitlichen
Verbraucherschutz und Veterinärmedizin, Thielallee 88–92,
D-14195 Berlin, Tel. 01888/412 3221, Fax 01888/4124271,
E-Mail: www.bgvv.de
Verband europäischer Laktationsberaterinnen (VELB), Landes-
sekretariat Deutschland, Klosterweg 10, D-83582 Wasserburg am Inn,
Tel. 08071/3428, Fax 08071/914260, E-Mail: c.kebinger@t-online.de

Stillberatung in Österreich
La Leche Liga Österreich, Postfach, A-6240 Rattenberg,
www.telecom. at/lalecheliga
Österreichisches Hebammengremium, Postfach 584, A-1061 Wien,
Tel/Fax: 0043-1/5971404
Verein der Still- und Laktationsberaterinnen Österreichs (VSLÖ)
Lindenstraße 20, A-2362 Biedermannsdorf, Tel/Fax: 02236/72336,
E-Mail: e.kern@t-online.de

Stillberatung in der Schweiz
Berufsverband Schweizerischer Stillberaterinnen (BSS e. V.),
Postfach 686, CH-3000 Bern 25, Tel. 0041-41/6710173, Fax 6710171
GIFA, Case postale, CH-1211 Genève 19 GE, Tel. 0041-22/7989164,
Fax 0041-22/ 7984443, E-Mail: info@gifa.org
La Leche Liga Schweiz, Postfach 197, CH-8053 Zürich,
www.stillberatung.ch, Tel: 0041/6710173, Fax: 0041/6710171,
E-Mail: office@velb.org
Schweizer Hebammenverband, Flurstraße 26, CH-3000 Bern 22,
Tel: 0041-31/3326340, Fax: 0041-31/3327619,
E-Mail: hebammen@bluewin.ch

Bezugsadressen

Ameda GmbH, Birkenstraße 6–8, D-72116 Mössingen,
Tel. 07473/4061, Fax 07473/24150

Ameda AG, Bösch 106, CH-6331 Hünenberg, Tel. 0041-41/7855111, Fax 0041-41/7855150

Anna-mobil, Eva Sollanek, Denisstraße 49, D-90429 Nürnberg, Tel. 0911/262946, Fax 0911/268890

Corpomed GmbH, Vierlander Straße 14, D-21502 Geesthacht

Didymos Erika Hoffmann GmbH, Alleenstr. 8, D-71638 Ludwigs-burg, Tel. 07141/921024, Fax 07141/921026, E-Mail: info@didymos.de

Engel GmbH, Wäsche und Bekleidung aus Naturfasern, Albstraße 38, D-72764 Reutlingen, E-Mail: info@engel-natur.de

Glückskäfer, Käfer & Partner GmbH, Röntgenstraße 17, D-72770 Reutlingen

Laru, Ute Marx-Grill, Aulbertstraße 18, D-49448 Lemförde

Lotties Generalvertrieb, Postfach 40, D-93345 Biburg

Medela Medizintechnik, Postfach 1148, D-85378 Eching, Tel. 089/319759-0, Fax: 089/319759-99

Medela AG, Lättichstraße 4, CH-6341 Baar, Tel: 0041/7695151, Fax: 0041/7695100

Relax-Pillow, Stettener Straße 42, 73732 Esslingen

Selbsthilfegruppen

Die Telefonseelsorge ist rund um die Uhr erreichbar und gebühren-frei: 0800/1110111 oder 0800/1110222

ABC-Club e. V. – Internationale Drillings- und Mehrlingsinitiative, Strohweg 55, D-64297 Darmstadt

Aktionskomitee Kind im Krankenhaus, Bundesgeschäftsstelle, Kirchstraße 34, D-61440 Oberursel

Allergie- und umweltkrankes Kind e. V., Westerholter Straße 142, D-45892 Gelschenkirchen-Buer

Arbeitsgemeinschaft Allergiekrankes Kind e. V., Nassaustraße 32, D-35745 Herborn

Arbeitskreis Frauengesundheit in Medizin, Psychotherapie und Gesundheit e. V. AKF, Verdener Straße 20, D-28205 Bremen, Tel./Fax 0421/4349340

Arbeitsgemeinschaft Gestose Frauen e. V., Geldener Straße 45, D-47661 Issum, Tel. 02835/2628

Arbeitskreis Kunstfehler in der Geburtshilfe, Münsterstraße 261, D-44145 Dortmund, Tel. 0231/525872

Bundesverband behinderter und chronisch kranker Eltern e. V. BbE, Lerchenweg 16, D-32584 Löhne

Bundesverband für Körper- und Mehrfachbehinderte, Brehmstraße 5–7, D-40239 Düsseldorf

Bundesverband herzkranke Kinder e. V. BVHK, Robenstraße 20–22, D-52070 Aachen

Bundesvereinigung Lebenshilfe für geistig Behinderte e. V., Raiffeisenstr. 18, D-35043 Marburg

Das frühgeborene Kind e. V., Bundesverband, Von-der-Tann-Straße 7, D-69126 Heidelberg, www. fruehgeborene.de

Deutsche Arbeitsgemeinschaft Selbsthilfegruppen e. V., Friedrichstraße 28, D-35392 Gießen

Deutsches Down-Syndrom Info Center e. V., Hammerhöhe 3, D-91207 Lauf

Europäische Down-Syndrom Gesellschaft, Deutsche Sektion e. V., Hilsmannring 25, 59755 Arnsberg

GEPS Gesellschaft zur Erforschung des plötzlichen Kindstodes, Postfach 410262, D-76202 Karlsruhe, Tel. 0721/406530

Gesellschaft für Geburtsvorbereitung, Familienbildung und Frauengesundheit, Bundesverband, Postfach 220106, D-40608 Düsseldorf

Initiative Regenbogen – Glücklose Schwangerschaft e. V., Burgstraße 6, D-73614 Schorndorf, Tel. 07181/21275

Kindernetzwerk, Hanauer Straße 15, D-63739 Aschaffenburg, Tel. 06021/12030 und 0180/5213739, E-Mail: info@kindernetzwerk.de

Menschen mit Down-Syndrom, Spessartstraße 57, D-97082 Würzburg

Schatten und Licht, Krise nach der Geburt e. V., Postfach 1106, D-67355 Lingenfeld

Selbsthilfevereinigung für Lippen-Kiefer-Gaumen-Fehlbildungen e.V. Wolfgang Rosenthal Gesellschaft, Hauptstraße 184, D-35625 Hüttenberg

Terre des Femmes e. V., Menschenrechte für die Frau,

Konrad-Adenauer-Straße 40, D-72072 Tübingen
Verband alleinerziehender Mütter und Väter, Bundesverband,
Beethovenallee 7, D-53173 Bonn
Verwaiste Eltern, Bundesverband, Esplanade 15, D-20354 Hamburg,
Tel. 040/3550567-44

Literatur

Akré, James: Die physiologischen Grundlagen der Säuglings-
ernährung, WHO, Arbeitsgemeinschaft Freier Stillgruppen,
2. Auflage 1998
Albrecht-Engel, Ines, Manfred Albrecht: Kaiserschnitt-Geburt,
Rowohlt Verlag 1995
Benkert, Brigitte: Das Ravensburger Stillbuch, Urania-
Ravensburger 2. Auflage 1999
Board, Teresa: Stillen eines Kindes mit Down-Syndrom, La Leche
Liga Deutschland 1999
Bundesministerium für Familie, Senioren, Frauen und Jugend:
Mutterschutzgesetz (Broschüre)
v. Cramm, Dagmar: Richtig essen in der Stillzeit, Gräfe und Unzer
2. Aufl. 2000
„Das Frühchen" e.V.: Es kam alles ganz anders, 2000.
ISBN 3-00-007070-2
De Jong, Theresia M., Gabriele Kemmler: Kaiserschnitt – Narben
an Seele und Bauch, Fischer Verlag 1996
Geisel, Elisabeth: Tränen nach der Geburt, Kösel 1997
Gotsch, Gwen: Stillen von Frühgeborenen, La Leche Liga Deutsch-
land 2. Aufl. 2000
Herzog, Klaus Honigmann: Lasst uns etwas Zeit – Stillen von Kindern
mit Lippen-Kiefer-Gaumen-Spalte, s. Medela (Bezugsadressen)
Kirkilionis, Evelin: Ein Baby will getragen sein; Kösel Verlag 1999
Klaus, Marshall H., John H. Kennel, Phyllis H. Klaus: Der erste
Bund fürs Leben, Rowohlt Verlag 1997
Lang, Sandra: Breastfeeding special care babies, Balliere Tindall
London 1997

Ludington-Hoe, Susan M., Susan K. Golant: Liebe geht durch die Haut, Kösel Verlag 1994

Meier, Paula: Stillen des Frühgeborenen, 1998, über: Verband Österreichischer Laktationsberaterinnen, Lindenstraße 20, A-2362 Biedermannsdorf

Mittermeier, Rosi: Werde ich Dich lieben können? Patmos Verlag 1994

Mohrbacher, Nancy, Julia Stock: Handbuch für die Stillberatung, La Leche Liga Deutschland 2000

Moll, Ralf, Ute Schain-Emmerich: Allergiekost für Mutter und Kind – Ernährungsprogramm von der Schwangerschaft bis zum 2. Lebensjahr, Econ Verlag 1999

Nispel, Petra: Mutterglück und Tränen, Herder Verlag 1996

Nyquist K. H., Ewald Sjödén: The development of preterm infants breastfeeding behaviour. In: Early Human Development, 1999

Puesche, Siegfried (Hrsg.): Down-Syndrom, Trias ThiemeVerlag 1995

Rinnhofer, Heidi et al.: Hoffnung für eine Handvoll Leben – Eltern von Frühgeborenen berichten, Harald Fischer Verlag 1995

Roos, R., H. Proquitté, O. Genzel-Boroviczény: Das Neo-ABC, Thieme Verlag 2000

Rügenberg Lukas, Willi Fährmann: Karl Heinz vom Bilderstöckchen, Middelhauve Verlag 1990

Sears, William: Das 24-Stunden-Baby, La Leche Liga Schweiz 1998

v. Spielmann, Horst, Rudolf Steinhoff, Ch. Schaefer, Reinhard Bunjes (Hrsg.): Arzneiverordnung in Schwangerschaft und Stillzeit, 5. Aufl. Urban & Fischer Verlag 2000

Springer/Skadi (Hrsg): Sammlung, Aufbewahrung und Umgang mit abgepumpter Muttermilch für das eigene Kind im Krankenhaus und zu Hause – Empfehlungen der Nationalen Stillkommission vom 2. März 1998, Leipziger Universitätsbuchhandlung 1998, ISBN 3-933240-23-9

Strobel, Kornelia: Frühgeborene brauchen Liebe, überarbeitete Neuauflage Kösel Verlag 1998

Vonderlin, Eva: Frühgeburt, Carl Winter Verlag 1999

Young, Jeanine: Frühgeborene, Ullstein Mosby Verlag 1997

Medikamentenregister

Ich habe mich bemüht, das Inhaltsverzeichnis so zu gestalten, dass Sie sich darin bei Einzelfragen orientieren können. Das folgende Register enthält Stichwörter, die auf den Seiten 5–10 nicht vorkommen: Medikamente, Stillpositionen und Hilfsmittel.